Enxoval Emocional Para Futuros Pais

Um convite para
CONCEBER, GESTAR, PARIR E NUTRIR,
à luz da Homeopatia

Editora Appris Ltda.
1.ª Edição - Copyright© 2025 dos autores
Direitos de Edição Reservados à Editora Appris Ltda.

Nenhuma parte desta obra poderá ser utilizada indevidamente, sem estar de acordo com a Lei nº 9.610/98. Se incorreções forem encontradas, serão de exclusiva responsabilidade de seus organizadores. Foi realizado o Depósito Legal na Fundação Biblioteca Nacional, de acordo com as Leis nos 10.994, de 14/12/2004, e 12.192, de 14/01/2010.

Catalogação na Fonte
Elaborado por: Josefina A. S. Guedes
Bibliotecária CRB 9/870

B327e 2025	Bastos, Lívia de Lima Enxoval emocional para futuros pais: um convite para conceber, gestar, parir e nutrir à luz da homeopatia / Lívia de Lima Bastos. – 1. ed. – Curitiba: Appris, 2025. 209 p. : il. color. ; 21cm. Inclui bibliografias. ISBN 978-65-250-7446-7 1. Fecundidade humana. 2. Gestação. 3. Educação. I. Título. CDD – 304.632

Appris editorial

Editora e Livraria Appris Ltda.
Av. Manoel Ribas, 2265 – Mercês
Curitiba/PR – CEP: 80810-002
Tel. (41) 3156 - 4731
www.editoraappris.com.br

Printed in Brazil
Impresso no Brasil

Lívia de Lima Bastos

Enxoval Emocional Para Futuros Pais

Um convite para
CONCEBER, GESTAR, PARIR E NUTRIR,
à luz da Homeopatia

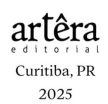

Curitiba, PR
2025

FICHA TÉCNICA

EDITORIAL	Augusto V. de A. Coelho
	Sara C. de Andrade Coelho
COMITÊ EDITORIAL	Marli Caetano
	Andréa Barbosa Gouveia (UFPR)
	Edmeire C. Pereira (UFPR)
	Iraneide da Silva (UFC)
	Jacques de Lima Ferreira (UP)
SUPERVISORA EDITORIAL	Renata C. Lopes
PRODUÇÃO EDITORIAL	Sabrina Costa
REVISÃO	Ana Carolina de Carvalho Lacerda
DIAGRAMAÇÃO	Andrezza Libel
CAPA	Mateus Porfírio
REVISÃO DE PROVA	Daniela Nazario

Aquelles que creen en la magia están destinados a encontrala.
(Aqueles que acreditam na magia estão destinados a encontrá-la)

(Autor desconhecido)

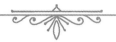

Minha Voz

Procurei por muito tempo a forma de falar, escrever, me portar.

Quis então a palavra PORTAR – SER PORTA, COLOCAR O QUE HÁ DE IMPORTANTE NA MINHA VIDA, ME COMPORTAR, SER PORTAL.

Esse é um PACTO DE GRANDE IMPACTO.

Aceitar ser canal da vida, aceitar sem precisar acertar sempre.

Não que eu queira errar, mas também não ficarei mais preocupada e sim ocupada com o que para mim pode abrir a vida do outro como PORTAS E JANELAS.

Quando digo que procurei a minha voz – creio que isso seja uma ânsia e ansiedade feminina – fui uma menina tímida que tinha vergonha de falar de si, falar de seus desejos e hoje sou uma mulher FALADEIRA e às vezes FALHADEIRA também.

Minha vovó Regina tinha uma frase: VIRTUDE DE MULHER É FALAR MUITO, pois uma hora ou outra conseguimos o que precisamos.

Sabe, vó, eu resolvo te obedecer: Quero ter voz não só para mim, mas para que todas vocês que vieram antes e as que ainda virão tenham vez.

Aceito hoje ser porta – passagem – com todas as vozes e per(cursos) que existem dentro do meu coração – evangelizadora, médica homeopata, consteladora, educadora, bordadeira, costureira, mas também neta, filha, tia, sobrinha, madrinha... MULHER!

Tudo isso me compõe e por isso ponho na mesa tudo aquilo que recebi um dia na vida.

SINTAM-SE À VONTADE PARA SE SERVIR.

O SEU LUGAR NO NOSSO BANQUETE JÁ ESTÁ GARANTIDO.

Usufrua.

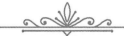
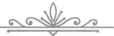

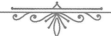

A Deus, pelo Seu Sopro Divino em meus ouvidos.
Aos meus pais, pela oportunidade da vida e do amor.
Aos meus irmãos, por me ensinarem a dividir.
Às minhas sobrinhas, por me ensinarem a multiplicar.
E aos meus professores e pacientes, por me permitirem participar do banquete místico da cura.
Eu amo vocês!

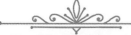
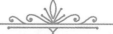

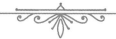

Parte dos lucros deste livro (20%) irão para a Fraternidade sem Fronteiras, beneficiando a iniciativa **Mães do Campo - Projeto Nação Ubuntu**.

SOBRE A FRATERNIDADE SEM FRONTEIRAS

É uma Organização humanitária com sede e fundação (2009) em Campo Grande/MS e que está atualmente presente em 8 países, principalmente no Brasil e no continente africano.

A missão da FSF é vivenciar e incentivar a prática da fraternidade, sem restrições étnicas, geográficas ou religiosas, amparando prioritariamente crianças e jovens em situação de vulnerabilidade ou risco social.

Ela atua por meio de 11 projetos humanitários e acolhe mais de 37 mil pessoas, por meio do apadrinhamento (doações mensais) que pode ser feito por pessoas físicas ou empresas. Venha fazer parte dessa corrente.
Junte-se a nós e apadrinhe. Apadrinhar é amar!

www.fraternidadesemfronteiras.org.br

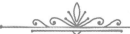 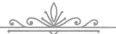

Prefácio I

Conceber é a arte de preparar o futuro. Gestar um filho é não só perpetuar um amor na eternidade, mas também, e sobretudo, passar adiante aquilo que se recebeu, no ciclo infinito da existência.

Para esse mister são necessários mais do que vontade e biologia: é essencial ter a alma presente no fluxo de vida.

Quando vi a proposta deste livro, fiquei encantado. Muito se fala dos cuidados pré-natais e do sucesso orgânico de uma gestação, mas pouco se oferta aos tentantes e às gestantes os olhares e as ferramentas úteis para o processo emocional, sistêmico e espiritual do casal, da mãe, do feto e da família.

Lívia tem a competência técnica dos iniciados nas ciências e a sensibilidade aguçada dos experimentados na vida. É uma daquelas pessoas que traz a alma naquilo que faz e entrega generosa aquilo que é, com seu doce feminino e sua enorme boa vontade em servir a humanidade.

Essa obra nasce da verdade do seu coração, da ciência do seu saber e do sabor de suas experiências para falar ao coração de mães e pais de toda natureza, ajudando-os a preparar o caminho de sua continuidade no mundo.

Que as palavras e o afeto aqui semeados encontrem terra fértil e água viva para germinar trazendo alegria e paz aos que estão e aos que virão. E que o futuro seja preparado no clima do amor.

Obrigado, Lívia, por este testemunho de fé na vida e pela partilha do pão que alimenta a alma. Sinto-me honrado em endereçar aos seus leitores estas linhas de apresentação.

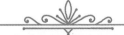
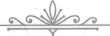

Vida longa ao seu legado, com as bênçãos de Deus.

Com carinho,

Andrei Moreira
Médico homeopata, constelador familiar, autor, palestrante.

Prefácio II

O *Enxoval Emocional Para Futuros Pais* é um livro generoso concebido no aconchego do coração da autora e nos traz o gostinho de uma conversa mineira à beira de um fogão à lenha. Café e pão de queijo são servidos com deliciosas lembranças de família e insights filosóficos de uma mente sábia, fecunda e dedicada à vida.

Lívia de Lima Bastos se consagra à saúde dos seus pacientes, saúde física, claro, e também mental e espiritual. Ela sabe que a nossa vida interior, a compreensão de quem somos, daquilo que nos apaixona e de nossos ideais, detêm as chaves da harmonia do nosso organismo.

A linguagem da homeopatia é simples e certeira, um verdadeiro bálsamo para os casais tentantes ou grávidos, navegando as complexas dimensões que unem Céu e Terra e nos obrigam a ressignificar quem somos e para que estamos aqui. A Lívia nos leva pela mão no seu dia a dia de médica, no íntimo de suas consultas, sempre buscando um novo olhar sobre o gestar, o ser mulher, filha, companheira e mãe. Cada pergunta e cada questionamento, ao longo das páginas deste livro, nos convidam a explorar o percurso da gestação com maior consciência, maior equilíbrio interior e maior entusiasmo. Perguntei a ela se os remédios que receitou nos causos aqui relatados haviam ajudado e ela sorriu, dizendo sim com a cabeça e com o seu olhar cúmplice da alegria.

Com a desenvoltura de um pintor impressionista, Lívia nos apresenta vários enredos sobre o amor à vida, amor ao outro e a si mesmo, sobre o masculino e o feminino. Esse lindo *enxoval* com bordados indianos, coloridos brasileiros e peças raras herdadas da mais alta tradição alquímica é um tesouro para os homeopatas desejosos de explorar mais a fundo o universo interior da gestante.

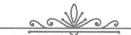 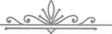

Vemos como o casal pode enriquecer seu cotidiano e entregar-se ao mistério, ao inefável desse ser cujo corpo está se desenvolvendo e crescendo em sua bolsa amniótica.

Laura Uplinger
Vice-presidente da Anep Brasil, formada em Psicologia Aplicada, educadora no âmbito da concepção consciente, da paternidade e da maternidade pré e perinatal. Desde os anos 1980, dedica-se a promover a relevância da vida interior da gestante na qualidade da formação de seu bebê. Integrou a diretoria da APPPAH (Association for Prenatal & Perinatal Psychology and Health) durante 12 anos.

Conheça mais da Anep!

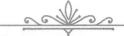
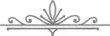

Sumário

DEPOIMENTOS DOS GESTORES EM SÁUDE 21
Reginaldo Afonso dos Santos
Ex-secretário municipal de saúde – Sacramento-MG

Eduardo Costa Vaz
Secretário de Saúde Adjunto de Sacramento-MG

DEPOIMENTOS DE PACIENTES 25
Adriana Martins – *Apelido: Canhota*
Gleissi Any Abadia Gonçalves

**O QUE É UM ENXOVAL:
A SURPRESA QUE GUARDO EM MIM** 27

MINHA HISTÓRIA 31

CONCEBER 35
   Ser Mulher: a medicina da experiência 35
   Vaginismo emocional: recebe-te para receber 37
   Sangue – Tinta da vida: educação para a menstruação 37
   Mulher, a bordadeira da própria vida e da família 39
   Encontro da caixa de costura 40
   Passar no buraco da agulha 41
   Sol e Lua: as minhas dualidades me tornam ÚNICA 46
   Encontro da linha da vida 47
   Maternidade: eu devo? Dever ou dívida? 48
   O lugar do sagrado 49
   O vazio atrai o pleno 50
   Ciúme: ter ou ser amor? 52
   Vapor é valor! 53

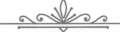
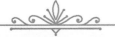

GEST(AÇÃO) 57
- Embolou tudo... e agora? 57
- Somos enverniza-dores ou lixa-dores? 58
- Todo filho é único! Mesmo que haja vários 59
- Chakras e homeopatia 60
- Des-cobrir 68
- Encontro homeopático 69
- A consulta propriamente dita e não dita 72
- Origem emocional dos sintomas da grávida 76
- Diagnóstico não é sentença! 81
- O silêncio gerador de sintoma 82
- Com-pulsão alimentar 83
- Lugar do sonho na vida da grávida – fios perdidos 84
- O que te buscas... ou quem te buscas? 85
- Traumas, dramas e tramas 86
- Conflitos: quais os seus perigos? 87
- Pano de fundo 88
- Linguagem 89
- A ocasião não faz o ladrão: revela-o! 90
- O que é realmente nosso? 92
- Cabe abraços e braços 92
- O programa é ajudar as mulheres 94
- Eu sou a luz do mundo 95
- Meditação é medicação! 96
- Escolha espiritual do parceiro 97
- Tantra 99
- A metade da laranja? 100
- Sexualidade e gestação 102
- Sentidoras sentirão 104
- Eu sinto muito 105
- Nem xeque. Nem mate. Muito menos xeque-mate 107
- Pai: a lei em nós 108
- Adoção 109
- Irmãos não nascem de fora para dentro, nascem de dentro para fora 111
- Medicamentos homeopáticos 112

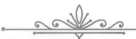

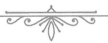

Obediente? Às vezes! 114
Como preparar o primogênito para a chegada do irmão? 114

PARIR 117
Para-choque do sucesso 117
Parto de mim 118
O sacro: ofício de nascer...119
Trabalho de parto..120
As ordens da ajuda no parto..124
Medicamentos de parto 127
Bela, recatada e do lar?...133
Prematuridade: temos nosso próprio tempo...133

NUTRIR...137
Puerpério: nem romantização, nem demonização. Realização!...........137
Contato pele a pele não é pano a pano!..138
Transforme mágoa em magia: esse é um caminho de alegria...............138
Da cela ao selo..140
Moldar-se sem se perder...140
Re-laços de casal 141
Criar espaço sem esvaziar-se..142
Medicamentos de puerpério e amamentação...143
Desmame gentil 146
Construção da maternidade e paternidade conscientes........................147
Mães solo 149
O lugar da prepotência é o mesmo lugar da impotência 150
Imperfeitos cuidam de imperfeitos...151
A educação da sutileza..152
Filhos delegados: futuros filhos da delegacia...153
Sogra não é cobra, nem sobra – é obra!... 155

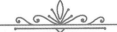
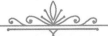

DINÂMICAS DE GRUPO 157
  Para que juntar as escovas de dentes? 157
  Dinâmica sobre sexualidade 158
  Dinâmica pré-natal com parceiro 159

CONCLUSÃO 161

BIBLIOGRAFIA 163

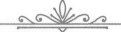
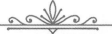

Depoimentos dos Gestores em Saúde

Reginaldo Afonso dos Santos
Ex-secretário municipal de saúde — Sacramento-MG

Projeto de Sucesso: Saúde da Mulher e Homeopatia em Sacramento — Parte do Programa Academia Viva

A Secretaria de Saúde de Sacramento, em parceria com a médica Dr.ª Lívia de Lima Bastos, implementou com sucesso um projeto inovador de saúde da mulher, utilizando a homeopatia como uma ferramenta de cuidado. Essa iniciativa fez parte do Programa Academia Viva, que visa promover saúde e qualidade de vida para toda a população.

No âmbito da Academia Viva, o projeto de homeopatia na saúde da mulher, especialmente no acompanhamento do pré-natal, trouxe uma abordagem humanizada e natural para o cuidado das gestantes. Com a homeopatia, as **FAMÍLIAS GRÁVIDAS** de Sacramento encontraram uma forma **SEGURA, EFICAZ E EFICIENTE** de cuidar de sua saúde e a de seus bebês, sempre com o apoio de profissionais dedicados e capacitados.

Academia Viva: Promovendo Saúde e Qualidade de Vida

A Academia Viva, além de incentivar a prática regular de atividades físicas, expandiu seu escopo para incluir cuidados especiais com a saúde das mulheres. O programa oferece uma gama de atividades gratuitas e serviços de promoção da saúde, que incluiu a homeopatia como uma abordagem complementar, beneficiando gestantes e outras mulheres em momentos cruciais de suas vidas.

Desde a sua criação, a Academia Viva tem se destacado pela adesão em massa dos moradores e pelos resultados positivos na melhoria da qualidade de vida dos participantes, sendo reconhecida e premiada a nível nacional.

Essas iniciativas são exemplos claros do compromisso da saúde pública de Sacramento com a inovação e o cuidado integral da nossa população. Seguimos firmes no propósito de levar saúde e bem-estar a todos!

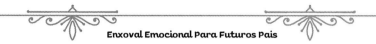

Eduardo Costa Vaz
Secretário de Saúde Adjunto de Sacramento-MG

O "Projeto Sementinhas de Amor – Homeopatia na Gravidez", liderado pela Dr.ª Lívia de Lima Bastos em Sacramento, representou um marco na busca por práticas integrativas e complementares que promovam a saúde de mães e bebês. A iniciativa se alinhou perfeitamente aos esforços do município em adotar PICs, demonstrando o potencial da homeopatia como ferramenta valiosa no processo de desmedicalização, especialmente em momentos tão delicados como a preconcepção, a gestação, o parto e o puerpério.

Observamos resultados extremamente positivos com a implementação do projeto. A população acolheu a proposta com entusiasmo, reconhecendo os benefícios da homeopatia no alívio de sintomas comuns da gravidez, na promoção do bem-estar emocional das gestantes e no fortalecimento do vínculo mãe-bebê. Destacamos também o impacto do projeto no envolvimento das famílias, criando um ambiente de cuidado e suporte que se estendeu além do período gestacional. A experiência em Sacramento comprova que a homeopatia pode ser uma aliada poderosa na construção de uma rede de atenção à saúde mais humana e acolhedora, contribuindo para a história do município e inspirando outras comunidades a seguirem o mesmo caminho.

Depoimentos de Pacientes

Adriana Martins – *Apelido: Canhota*

"A minha primeira gestação foi um presente que a vida me deu, e a homeopatia, um abraço acolhedor em cada etapa. Com ela, enfrentei os desafios da gravidez de maneira serena, enquanto ao lado do meu marido vivenciei cada momento com intensidade, e o acompanhamento pré-natal nos proporcionava a tranquilidade de saber que meu bebê estava seguro.

O curso preparatório foi meu mapa para a maternidade, guiando-me com segurança em cada passo. As informações e a preparação que recebemos foram essenciais, principalmente quando a vida nos apresentou desafios inesperados. A doença da minha sogra no período pós-parto e a ausência da minha mãe, já falecida, testaram nossa força, mas o conhecimento que adquirimos e o cuidado acolhedor da Dr.ª Lívia e equipe do projeto nos deram a confiança necessária para enfrentarmos esses momentos marcantes e cuidarmos sozinhos do nosso bebê, transformando esse período em uma experiência especial e inesquecível. A participação do meu marido em todo o processo foi fundamental, desde as consultas até os momentos de maior incerteza. Juntos, aprendemos a cuidar do nosso bebê e a construir uma família forte e amorosa.

Hoje sou mãe de mais uma menina, e o curso nos deixou preparados e seguros para essa nova jornada. A parceria com meu marido é o alicerce da nossa família, e o curso nos equipou a enfrentarmos juntos os desafios e celebrarmos as alegrias da paternidade e maternidade".

Gleissi Any Abadia Gonçalves

"Eu lembro como se fosse hoje a minha primeira consulta do meu filho Arthur, com tanta insegurança, medo de acontecer uma nova perda gestacional... Encontrei com a homeopatia e senti tanto carinho, segurança... O medo foi sumindo e a insegurança também. Ficava louca para chegar o dia da consulta. Passou um "cadim" de tempo, eu engravidei de novo... e disse: 'Quero a Homeopatia de novo!'. Meu coração pulava de alegria! A descoberta de Gael foi linda!

Pela terceira vez, engravidei de novo, meu sonho realizado... A minha Aninha chegaria! Me sentia ouvida como se não tivesse mais ninguém na fila depois de mim. Cada dúvida era esclarecida! Quando descobri que era uma menininha, logo corri para contar para minha médica... nem esperei o retorno! Aninha nasceu saudável, linda e sem intercorrências.

A homeopatia deu luz às minhas gestações!"

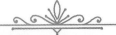
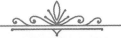

O Que é Um Enxoval:
A Surpresa que Guardo em Mim

Tenho agora em mim a criança que um dia fui e que só nós dois que a geramos, sabemos de sua existência.

É o nosso maior segredo, é o nosso futuro, é a carne da nossa carne, é o fruto desejado e ele está dentro de mim!

Nem sempre é assim com alegria, que se sabe grávida, mas só assim deveria ser.

A gravidez deveria ser, por todo o sempre, um acontecimento a ser celebrado, porque é o milagre da vida. É onde e quando a vida se manifesta com força total e dá à luz um novo ser que fará parte da história dos que vieram antes dele.

Mas agora é chegada a hora em que a família precisa ser informada. Mais alguém vai chegar. Essa nova existência chegará indefesa, pequena, mas muito esperada e desejada.

Mais uma cadeira à mesa vai ser colocada!

Pronto, tarefa realizada!

O segredo que guardo em mim não é mais só dos pais. A realidade que guardo em mim é do mundo, fará parte dele, terá sua própria existência.

A família agora quer saber quando a surpresa vai chegar. Qual será o nome, se será rosa ou azul, o enxoval a ser preparado. Um tempo houve em que uma dessas perguntas não seria respondida: menino ou menina?

Um tempo houve em que não importava quem viria e se preparava o enxoval em rosa, azul, amarelo e verde bem clarinhos! Resolvido estava. Venha quem vier e seremos felizes apesar dos *apesares*!

Enxoval, palavra quase em extinção.

No dicionário se lê: conjunto de objetos que geralmente incluem roupa de cama como lençóis, cobertores, colchas, toalhas, fraldas, casaquinhos de tricot, manta e vira manta, babadores, meias e sapatinhos. Ufa! Devo ter esquecido de alguma coisa.

As mulheres da família, já tendo sido mães, traziam conhecimento e conselhos. Opinavam e se ofereciam para fazer alguma coisa. E quem em seu ventre guardava a tão esperada surpresa, escutava, se alegrava, se aquietava e sentia crescer dentro de si aquele que viria a ser parte definitiva de sua existência.

Era o tempo da *espera* que então se iniciava.

Não é pequena ou fácil a tarefa da espera... Ontem, hoje e sempre será um milagre grandioso o que a mulher em si gesta nessa espera...

O enxoval, o berço, o quarto, o parto, o preço, o nome... tudo a resolver.

Só o tempo está definido: 9 fases lunares completas, 40 semanas, 280 dias.

Preparar tudo para receber esse hóspede que por nove meses morou em você, se alimentando de você, sendo muito amado por você, escutando tranquilo o batuque do seu descompassado coração. O cordão umbilical é o fio que o liga a você. Fio esse que jamais se romperá, porque já faz parte do risco de sua vida.

Ocupando-se de outros fios, a família prepara o enxoval do novo ser que fará parte dela e a gestante espera, espera, espera e também ela deve bordar, com a competência que lhe é possível ter.

Bordar ponto a ponto é já se ocupar do bebê, é se dar o tempo de gestar com plenitude, e refletir sobre o que você guarda em seu ventre.

Bela é a espera quando se tem a consciência do que se espera. O que você espera?

Espero a minha criança, o meu bebê que vou aconchegar, com o calor da minha pele. Uma emoção crescente que dará trabalho, mas que por depender de mim, me faz maior, mais responsável e plena.

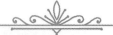
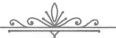

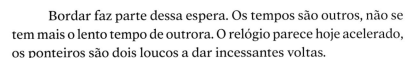

Bordar faz parte dessa espera. Os tempos são outros, não se tem mais o lento tempo de outrora. O relógio parece hoje acelerado, os ponteiros são dois loucos a dar incessantes voltas.

Mas é preciso voltar a dar tempo ao tempo, parar um pouco e se ocupar do milagre que está ocorrendo em você. Bordar, ponto a ponto, conduzindo o fio pelo traçado risco de sua espera.

A afirmação de não saber bordar não se sustenta nessa espera.

Usar as mãos e bordar, sem buscar a perfeição desse saber fazer, da maneira que lhe for possível... porque na verdade o que se busca é a delicadeza das mãos, para que com elas você acaricie aquele que espera. Borde os sonhos e pesadelos e, com sabedoria, desembole os fios do seu existir.

A fabulosa surpresa que guarda em si não cabe mais nessa espera que se finda.

Maria do Carmo Guimarães Pereira
Professora de bordado. Criadora e realizadora da Escola de Bordado e Etiqueta – Maria Arte e Ofício – BH- MG. Criadora do Museu do Bordado – BH – MG

QR Code – Museu do bordado e Maria Arte e Ofício

Minha História

Existem épocas que se tornam épicas.

Abrimos pelas próprias mãos e com as mãos do Divino caminhos dentro e fora de nós que não imaginaríamos, e para isso precisamos abrir mão, renunciar coisas para realmente abrir a mão para receber algo diferente, algo milagroso e inimaginável.

Eu estava com 50 reais no bolso. Fui fazer entrevista de emprego em uma cidade próxima de Belo Horizonte, gastei 23 reais para ir, 23 para voltar e comprei uma coxinha para o almoço.

Chegando lá, fui muitíssimo bem recebida, fiquei, como boa mineira, desconfiada.

Eu sei que posso ser bem recebida... essa crença de que se a esmola é demais o santo desconfia eu já venci... mas naquele momento esse pensamento de certa forma me protegeu.

Aquela cidade estava sem pagamento aos médicos há cerca de quatro meses, todos sabiam pela televisão, mas eu não.

Quando a Secretaria de Saúde disse que quase não pagam, voltei sinceramente bem desolada.

Como e onde iniciar a minha caminhada profissional?

Em que posso destinar o meu amor e o meu conhecimento?

Dúvidas de todos os recém-formados...

Fiz uma oração voltando da entrevista e disse a Deus – "EU CANSEI! Agora é com você!". Ele já sabia que era com Ele, mas faltava a minha entrega.

Na mesma hora eu me lembrei de meus estudos educacionais com Eurípedes Barsanulfo e então senti o chamado – Vá para a minha cidade!

Cheguei em casa, olhei no Google a Secretaria de Saúde de Sacramento e fui muitíssimo bem atendida pela Elzinha, braço direito do Dr. Reginaldo, que me disse: "Diga ao Secretário que gosta de trabalhar com famílias que a vaga será sua".

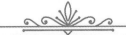

Assim fiz.

Ele me ligou.

E em poucos dias eu fiz minha bolsa para conhecer a cidade agora em outra posição, como médica.

Peguei três malas: uma de livros, outra de roupas e mais uma de sonhos e segui o meu rumo.

Chegando lá, uma grande placa: "Temos pré-natal do parceiro!".

Era para mim um sinal de que eu estava no lugar certo! Eu havia estudado por anos esse assunto na faculdade e não havia nada em que eu pudesse acreditar mais na vida do que isso!

Comecei então meu trabalho com coragem e alegria!

Os dias se passavam, as listas de pacientes aumentavam e um certo dia, no congresso do SIA PARTO, sobre parto humanizado, em São Paulo, eu imaginei: "como seria se eu oferecesse ao município cuidar exclusivamente das mulheres?".

Gosto de cuidar das mulheres, pois falo que elas são a coluna vertebral da família.

Uma mulher bem cuidada exala em seus poros o amor, a vontade de mudar, a decisão de novos rumos – nela está o EIXO!

Assim, então voltei e ofereci o meu trabalho para a Cidade de Sacramento-MG, em uma outra posição.

Denominei como Pré-Natal da Família – um espaço em que a gestante e o bebê tinham muito foco, mas que também tinha espaço para o PAI, os outros filhos, os avós...

Gosto muito de dizer que o pré-natal virou um molde arquibancada.

Faço muitos pré-natais no molde intimidade – em que a gestante quer privacidade.

Mas outras trazem outros amores para ouvir o coração do bebê... e ouvir a voz da família.

Gosto de dizer: "o bebê recebe a família e a família recebe o bebê", e para isso precisa ter tempo de relação.

A primeira frase para depois acrescentar a homeopatia no processo de CONCEBER, GESTAR, PARIR E NUTRIR para o secretário foi:

— Dr. Reginaldo, existem somente dois remédios para o médico!

Ele riu e disse:

— Mas eu tenho toda uma farmácia!

— Sim... Você tem... Mas eu preciso te contar os dois remédios principais que um médico precisa para realizar a sua atuação, são: o amor e o tempo. O Amor por cada paciente pode deixar que eu ofereço a cada um que entrar em minha porta... Mas o tempo eu preciso que você me ofereça.

Com essa frase, ele se convenceu de que o médico precisava, mesmo que no SUS, de mais tempo para se vincular! Como vamos ensinar vínculo se não nos vinculamos ao paciente?

Assim, montamos juntos a Farmácia VIVA de Sacramento, com amor, tempo, mas também a fartura essencial das medicações homeopáticas e fitoterápicas.

Todas essas famílias receberam de mim e de toda nossa equipe de saúde, incluindo médicos, fisioterapeutas, terapeutas ocupacionais, nutricionistas e psicólogos, um CUIDAR atento.

Encontrei-me nesse momento com a médica e amiga Maria Fernanda Cavinato, que muito me encheu de ENTUSIASMO PARA PROSSEGUIR...

A vida colocou para me inspirar o trabalho de Ronisie, "Da homeopatia para o parto", e, diante disso, muito suor e sorrisos aconteceram a partir dali...

Nosso lema ficou: **"QUANDO UMA CRIANÇA CHEGA, TODA UMA CIDADE ACONCHEGA!"**.

Fui pessoalmente a cada laboratório de análises clínicas da cidade para explicar a nova proposta de literalmente criamos um COMITÊ DE BOAS VINDAS AOS BEBÊS SACRAMENTANOS, nosso pensamento de forma uníssona era baseado na seguinte frase de Confúcio:

"Se você quer colher em um ano, plante arroz.
Se você quer planejar para 10 anos, plante árvores.
Mas se planeja para 100 anos, eduque pessoas."

Nossa proposta é de **EDUCAR PARA LIBERTAR.**

Tornar seres livres desde o útero... Livres de emaranhamentos familiares, livres de preconceitos e que possam ter o seu sentir permitido e cuidado.

Mas como quem planta tâmaras não necessariamente colhe tâmaras... seguimos plantando não somente em Sacramento, mas em outros corações ligados em Belo Horizonte, Betim e no on-line.

Sacramento me ensinou o quanto um trabalho se torna sagrado. O quanto um sonho aparentemente sozinho pode se tornar uma realização de toda uma cidade.

A MINHA FERTILIDADE SE TORNA UMA FELI-CIDADE.

Hoje, defino meu trabalho como levar do Clero para o Claro – levar para as pessoas tão comuns e extraordinárias os meus sonhos em forma de ação e transformação.

QR Code – Live Amar e servir

Conceber

Ser Mulher: a medicina da experiência

Parágrafo 141 – Organon

*"Mas os melhores experimentos dos efeitos puros dos medicamentos simples, na alteração da saúde humana, e das moléstias e sintomas artificiais capazes de desenvolver no individuo são, são os que o médico sadio, com isenção de ânimo e sensível **realiza em si mesmo**, com toda cautela e cuidados primorosos aqui determinados. **Ele sabe com maior segurança as coisas que experimentou em si mesmo.**"*

Como ser mais feminina?

Poderia dizer-te que é encontrar mais suas amigas ou, melhor, encontrar-se consigo como se fosse a sua melhor amiga.

Poderia dizer que seria passar um batom, mas na verdade é reencontrar a sua própria cor.

Poderia dizer que é arrumar a sua casa, mas na verdade é se permitir a faxina interior.

Em homeopatia tomamos a medicação, testamos em nós mesmas, a fim de nos tornarmos médicas de si próprias.

Acredito muito nessa conduta não só como médica, mas como em tudo na vida.

Não faço aqui apologia para experimentar tudo, pois isso seria um convite ao tóxico, mas faço aqui um chamamento às mulheres a se permitirem e a darem um grande SIM À VIDA, para aquilo que a deixa mais viva.

Um grande sim ao olhar para o espelho e experimentar se sentir mais bonita com quem se é hoje e não mais se comparar com outras mulheres ou consigo mesma no passado.

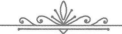
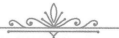

Dar-se um grande sim a um relacionamento que seja nutritivo ao seu coração, seja com amigas, parcerias de trabalho e também na sexualidade.

Dar-se um grande e verdadeiro SIM, ao acordar fazer um café da manhã e ir à academia, não por obrigação, briga na ação ou automatismo, mas porque se permite cuidar do seu corpo como um templo sagrado e profano.

Dar-se um grande e belo sim, de estar em contato com a sua natureza.

Ao andar no parque, note em qual estação você está!

Experimente no seu outono deixar o que não te cabe mais!

Experimente florescer não se boicotando nas suas oportunidades.

Experimente no frio criar a sua lareira e chamar o seu coração aquecendo-se.

Experimente no verão ver-se no teu Sol.

A observação de si, livre de preconceitos, julgamentos e medos é o maior caminho de cura.

Não somos frascos ou comprimidos, muito menos fracas e suprimidas.

Somos cura!

Experimente-se!

QR Code – Live Emulherar ou empoderar

Vaginismo emocional: recebe-te para receber

Essa paciente era doida para engravidar, mas ainda haviam alguns pontos doídos. Não sabia receber um elogio, não sabia receber um presente e sempre se achava não merecedora. Trabalhei com ela o quanto precisávamos abrir as portas do nosso coração para o fluxo da abundância da vida. Ela tinha muita dificuldade de deixar penetrar o marido, não somente na sexualidade, mas também com tudo aquilo que vinha dele. Queria o marido, um filho e uma vida nova. Mas suas portas estavam por algum motivo fechadas. Como eu vou ser feliz se todas as mulheres da minha família fracassaram e tiveram casamentos péssimos? Ela dizia. Exatamente por isso, eu disse. Ela se assustou como que se sentisse agora uma responsabilidade de abrir portas para as ancestrais e para aquelas que viriam depois dela. Diga, se possível, um belo BASTA!

Basta de desprazer! Basta de escassez! Basta de portas fechadas. Isso tem data de fim. Quero ser afim da vida. E quando ela se disse um longo e verdadeiro sim à vida, me contou em próximas consultas que até sua lubrificação mudava. Seu fluir para a vida permitia espaço para si e para o outro. Quando eu mesma me recebo, quando eu me dou espaço, deixo o outro entrar sem me sentir invadida. Sei dar os limites. Sei romper padrões.

Quando eu estou comigo, estou com a vida. E assim todos podem enfim se alegrar.

Sangue – Tinta da vida: educação para a menstruação

Existe uma frase que diz que enquanto as mulheres não devolverem seus sangues à terra, os homens devolverão a Terra.

Não conheço o autor dessa frase, mas para mim há muita verdade nesse objetivo.

Era uma tentante que me contava o quanto de frustração ela passava toda vez que o sangue chegava.

— Dr.ª, quando o sangue chega, parece que me cega. Sinto que meus sonhos vão escoando junto dele.

Perguntei para ela como ela via a qualidade do seu sangue. Muito? Pouco? Ralo? Com coágulos? Com quais outros sentimentos o sangue vinha junto? Raiva? Tristeza? Melancolia? Sentimento de baixa autoestima? Conseguia realizar seu trabalho? Como ficava sua libido nesse período? Tinha mais sonhos durante o sangramento?

Ela me respondera que o sangue vinha ralo, meio que sem vida. Achei aquilo extremamente significativo.

Meu sangue, minhas regras.

Meu sangue contava o que estava se passando na minha energia.

Na mesma hora me veio uma imagem da tinta... Fizemos uma visualização dela encorpando o sangue, no caldeirão do seu útero, com todas as virtudes necessárias para a realização de ser mãe.

Ela escolheu de início principalmente a palavra VIDA.

Quero ter vida, me encontro sempre cansada, tensa, indiferente... **Quero ter mais Vida para dar a Vida.**

Disse as palavras amor, realização, leveza, prazer...

Fui conduzindo de uma forma que ela se empoderasse da própria história e que não se empedrasse nos seus desafios.

Ser mulher é ser fluxo.

Indiquei que ela oferecesse com amor à Mãe Terra o seu fluxo, consagrando o seu objetivo e a sua alegria de ser mulher.

Mesmo que esse sangue parecesse uma derrota, quando se trata de tentativa de engravidar...

Te convido a olhar para ele e se perguntar o que tem aprendido com cada menstruação? O que você escolhe despedir e se nutrir em cada CICLO?

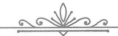
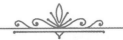

QR Code – Live Ciclos femininos e homeopatia

Mulher, a bordadeira da própria vida e da família

Meu trabalho não é álgebra, meu trabalho é geometria.

Essa frase me veio durante uma Conferência Municipal de Saúde em que eu precisava pedir mais tempo para cuidar das mulheres. Era preciso cuidar ainda melhor... Levanto sempre essa bandeira...

É necessário construir dentro do consultório ou em rodas de conversa outros olhares, outros ângulos de perspectivas e para isso precisamos sempre treinar equipes de cuidado...

Não dá para ser somente um trabalho médico centrado em que esse profissional TEM QUE dar conta de mil fichas. Não! Dentro das fichas existem seres humanos, mulheres cheias de sonhos e vontade de realizar a vida de uma outra forma.

Quando falo em geometria, falo de ajudar as mulheres a SEREM AGENTES DAS PRÓPRIAS TRANSFORMAÇÕES, elas são o centramento da família... cheias de conteúdos internos emocionais que, se cuidados, conseguem gerar ligações, conformações de vida muito mais saudáveis.

E o que tudo isso tem a ver com a bordadeira da vida?

Para bordar a própria Vida, a mulher precisa ter tempo.

Não se borda a vida na pressa, nas multitarefas, colocando todos no centro da sua vida.

Gosto e repito infinitamente, a mulher é a coluna vertebral da família, o eixo, se está totalmente desorientada e DESALINHADA, todo o resto fica confuso, embolado, perdido.

Uma mulher no seu próprio lugar e centramento conhece os seus avessos, cria intimidade com o seu próprio bordar e com a sua escolha das linhas.

Corta o que é necessário para ver a sua Vida de uma forma mais saudável...

Convida outras mulheres para montar os seus próprios enxovais...

Cultiva a espera de montar e usufruir do seu enxoval – nó por nó... Nós por nós.

Senta na frente de seus tecidos e tramas internas...

Conversa com seus segredos e esperanças...

Tece o seu SER interno de mulher...

Tece o seu casamento e seu filho, colocando a sua ATENÇÃO MAIS PURA e GENUÍNA. Onde se atenta, tudo cresce.

A postura da bordadeira da própria vida, pega a sua agulha nas mãos... sabe dos seus instrumentos e recursos... O que eu tenho dentro de mim, que só dentro de mim existe e que eu posso trazer para o mundo através dessa maternidade?

Puxa os fios, recebe os filhos.

Escolhe as cores, decide a coragem.

Fia e confia.

De todas as palavras, talvez a que eu mais diga na hora de terminar a consulta: –Fia, confia! Estamos juntas!

O LUGAR DE AMAR-SE, acreditar no próprio bordado, juntar nossas partes como uma colcha de retalhos... é o mais precioso do MUNDO!

Encontro da caixa de costura

Com 12 anos pedi uma máquina de costura para os meus pais. Achava incrível a mistura de tecidos, cores, texturas, linhas e aquilo foi realmente compondo o que eu entendo como VIDA.

Minha avó tinha uma dessas caixinhas úteis dentro do armário. Uma tupperware cheia de linhas e botões variados que serviam de "salvação" imediata na hora que precisávamos.

Acho que isso veio me trazer hoje a palavra RECURSOS. Quais são os recursos necessários hoje para que sejamos pais e mães?

Recebo diversos pacientes que sempre me dizem:

— **O que será, Dr.ª Lívia, que me falta para o meu bebê chegar?**

Uma pergunta angustiante e ao mesmo tempo tão amorosa como se dissessem: – o que mais eu posso fazer dentro de mim? Como se trouxessem quase uma ginástica emocional para buscar a melhor musculatura, uma performance também.

Pai e mãe não é performance. Não é forma. É conteúdo. É **RE(CONHECER) o seu conteúdo interior.**

E eu digo:

— Olha na sua caixa de costura, quais são as linhas que você já tem? Ai dentro... isso, bem ai dentro de você, dentro do seu sistema, do sistema do seu parceiro... o que vocês estão DISPOSTOS a construir com o que já têm?

Acreditar que sempre há uma linha a ser comprada a mais, um pano que eu ainda não tenho, fica sempre a ideia de uma vida sem arremate. Nunca estamos prontos?

O que vale é a prontidão. Acreditar que minhas linhas não são boas o suficiente, não me permitem costurar com a vida.

Olhe agora para a sua caixa de costura. Olhe para o que te farta e não o que te falta. Para encontrar essa caixa de costura, é necessário abrir o armário do nosso coração, depois disponibilizar esses recursos, sejam de valores ou sentimentos e simplesmente se ENCANTAR com o que pode ser.

Passar no buraco da agulha

Um filho não vem para você. Ele vem ATRAVÉS DE você.

Pode parecer bem chocante essa frase. Mas ela MUDA ABSOLUTAMENTE TUDO.

Quando acreditamos que o filho vem ao mundo com o objetivo de suprir um buraco emocional nosso, colocamos essa criança como uma operação de resgate. Não digo que ela não possa ser um instrumento da vida para a nossa COLABORAÇÃO.

CO-LABOR. Trabalhar junto, e não que ela já precise vir sobrecarregada.

Para isso colocamos uma pergunta importante: **PARA QUE CONCEBER?** Qual é realmente a motivação de alma que eu tenho para trazer essa criança ao mundo?

Quando digo que ela não vem para você, não quero lhe colocar em uma posição de não merecimento, mas que esse ser cósmico vem com um OBJETIVO MAIOR do que suprir os próprios pais.

Me recordo da frase de Khalil Gibran: "Vossos filhos não são vossos filhos, são os filhos e as filhas da ânsia da vida por si mesma". Dessa forma, reforça para nós quais são as nossas DECISÕES PARA RECEBER UM FILHO.

Estamos decidindo com o ego ou com a alma? Queremos ter um filho ou ser pai e ser mãe? Qual per(curso) interno e externo precisamos fazer para que mais do que fecundar, possamos CONCEBER?

Podemos SENTIR que fecundar ocorre no âmbito físico, mas conceber ocorre em todos os outros corpos.

Essa percepção de que não somos somente um corpo físico é milenar! Temos uma multiplicidade de olhares e nomes a respeito disso. Quero trazer aqui uma vertente que toca o meu coração, que é a percepção indiana dos corpos.

Acredita-se, na Índia, que temos cinco corpos – KOSHAS – envolturas ou invólucros.

O primeiro é designado **Annamaya** – corpo físico ou também chamado de corpo de comida. É a nossa parte mais densa, o que poderíamos dizer: "carne, osso e gordura". Talvez tenha sido o corpo mais observado pelos casais que querem engravidar.

A pergunta que mais é feita dentro do consultório:

– Que mais, Dr.ª, eu preciso fazer para receber o meu filho?

Pode-se realmente fazer a atividade física, alimentação e uma boa noite de sono. Mas para realmente nos aprofundarmos no que se chama CONCEBER, precisamos sentir que não basta só comer e sim COMO comer.... ou melhor, com o que alimentamos a nossa vida?

Figura 1 – Cinco corpos sutis – koshas

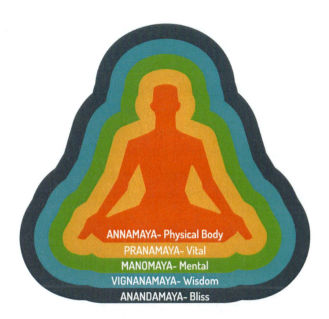

Fonte: Apaixonados por yoga (2016)

O segundo corpo é chamado de **Pranamaya Kosha** - Corpo energético. Nesse campo, a homeopatia trabalhará PRINCIPALMENTE em intensidade e profundidade no tratamento do casal a fim de HARMONIZAR INTERNAMENTE A INTENÇÃO ENERGÉTICA.

Para darmos um exemplo e tornar claro e prático, podemos pensar assim: Imagine uma mulher com padrão energético de *Pulsatilla nigricans* – uma mulher submissa, condescendente, doce e suave com seu marido *Veratrum album, platina* ou *lycopodium,* que tem grande afeição pelo poder.

Quando ela concebe e gesta, pode modificar o seu padrão energético juntamente com a vibração do bebê para um momento se manifestar, por exemplo, como uma *Staphysagria*.

O que isso modifica? Tudo! Esse circuito de relacionamento energético entre mãe e bebê proporcionará uma modificação em como essa mulher responde para a vida, para o seu trabalho e inclusive os seus relacionamentos com o parceiro e demais relações.

Antes essa mulher que não respondia o marido, agora passa o questioná-lo... e isso modifica o *modus operandi* dessa relação a dois.

Ou seja, nesse contexto a criança convida a família já desde o ventre de sua mãe às mudanças necessárias para a NOVA ERA.

Um pedido sempre importante nas consultas de gestação e homeopatia é:

— Dr.ª, não estou com energia para nada!

O que quer dizer esse questionamento? A energia vital, nossa parte imaterial, está também a serviço dessa construção interna de como vamos receber o bebê.

As mulheres referem que não estão conseguindo trabalhar muito em seus serviços, mas eu digo: "A principal tarefa de receber o seu bebê está sendo feita. Então prossiga confiante!".

Manomaya — Corpo mental. Esse corpo é constituído dos cinco corpos. Percepção: orelha, pele, olhos, língua e nariz.

Conterá os órgãos de ação — Karmendriya: voz, mão, pé, órgãos de excreção e de geração sexual e os órgãos do pensamento; Mana: a mente sensorial que recebe as mensagens dos sentidos. Lugar onde se localiza as emoções e os sentimentos.

Muito interessante pensar que o mesmo corpo que traz as mensagens da sexualidade traz também a construção do mentalismo.

Qual convite esse corpo faz às nossas modificações de HÁBITOS DE VIDA? Com qual energia temos nutrido a nós mesmas e aos nossos parceiros em termos de toque, sensorialidade e também no campo mental?

Nossas ancestrais já nos diziam que a mulher fecunda o pensamento do homem...

Como é sábia essa frase!

O que uma mulher fala para o seu parceiro fecunda o seu campo psíquico, a sua intenção de vida, e pode transformar profundamente toda uma família.

Vijnamaya Kosha – Corpo psíquico ou intuitivo. Conhecido por ser a sede do conhecimento puro, onde se decide e se determina a vida. Também é a sede do ego (ahamkara), o que nos distingue entre o eu e o outro.

Estimulante pensar no quanto é importante para uma tentante e gestante meditar. Pode parecer bastante pleonasmo dizer isso, mas quando nos disponibilizamos para o cosmos, o cosmos se disponibiliza para nós.

Há uma frase que se diz: O universo sempre nos diz três tipos de SIM: Sim completo! Sim, mas não agora! Sim, mas não desse jeito.

O que quero dizer com isso? O convite de se disponibilizar em iniciar um caminho iniciático junto com a recepção da criança desde a preconcepção não pode ser apenas um caminho físico e mental, precisa-se estar aberto nos poros da consciência e para isso a meditação incentiva esse corpo Vijnamaya, trazendo mais uma vez o caminho imaterial de preparação para a chegada dos novos bebês.

Anandamaya Kosha - Corpo causal. É também chamado de corpo de bem-aventurança, transcende-se o conhecimento intuitivo e abre-se uma experiência consciencial sobre o ser humano.

Diante desses cinco koshas, corpos, tornamo-nos unidades indivisíveis e transcendentes.

O desafio é enxergar o pequeno buraco da agulha... as oportunidades de ser instrumento da vida para trazer uma nova vida – uma criança e uma nova forma de viver.

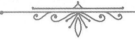

Sol e Lua: as minhas dualidades me tornam ÚNICA

Se possível, comece o dia cultivando a energia do Sol, recebendo-o, dando boas-vindas à vida e a tudo o que ela pode trazer, inclusive um bebê.

Cultive a energia do início de tudo, o Pai celeste, a luz e os primeiros raios... o iluminar da vida e de si próprio... compactuando com aquilo que há de mais puro.

O amor começa cedo

Se possível, dedique alguns minutos para escrever os seus propósitos, intenções, buscas e o que e com quem decide VIVER.

Decidir viver todo dia... cada dia melhor!

Se possível, faça uma saudação ao Sol, medite por alguns minutos e depois tome seu banho lavando medos, angústias e desesperanças.

A intenção modifica todo o resultado. Viva seu dia. E ao cair da noite, como mulher conectada, olhe para o céu novamente.

O céu nos traz o que é seu! A Lua, também conhecida como "senhora dos silêncios", nos convida ao mergulho com o inconsciente, com a intuição, com as nossas emoções mais profundas.

Observe-se no céu: em qual ciclo a Lua e vocês estão?

A Lua Nova – Nos incentiva a olharmos para dentro, a ouvir o silêncio da nossa alma e assim plantar o que querermos.

Lua Crescente – Período de expansão, momento de ativar parcerias, amizades... Incentiva a criatividade, a alegria e os sonhos. Pergunte-se: quais ferramentas eu preciso para crescer?

Lua Cheia – Tempo de celebrar! Usufruir! Colocar sua exuberância no mundo. Todavia, tudo fica mais ampliado, atente-se aos excessos de toda forma. Época, por exemplo, que observamos muitos mais nascimentos acontecerem, marés mais altas... emoções mais à flor da pele.

Lua Minguante – Recolhimento, meditação. A palavra mais importante desse momento é DISCERNIMENTO, escolha-se!

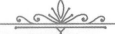
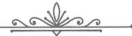

Perceber a natureza exterior, nos convida a um mergulho na nossa natureza interior.

Celebre a sua própria natureza!

Encontro da linha da vida

A forma como você foi fecundado reverbera em como você fecundará a vida.

Mas será que realmente é necessário se planejar?

Os melhores presentes da vida não vêm em surpresa?

Bert Hellinger, pai das constelações familiares, nos diz que os nossos maiores e primeiros sucessos são nascer, tomar a mãe e tomar o pai, nessa sequência. Gosto muito desse modo de dizer dele... como se tomar pai e mãe no meu entender fosse quase um segundo nascimento, e é.

Contudo, eu acrescentaria mais um sucesso: nosso primeiro sucesso é o nosso fractal de ser concebido. Tudo depois será escalonado em nós a partir dessa nossa primeira potência e encontro de pai e mãe virando o nosso Eu.

Se recebemos luz, carinho e intenção logo no início, todo o nosso ser será multiplicado nessa base. Todas as nossas células, de blástula, gástrula... até as multiplicações neuronais, intestinais... todas multiplicadas com uma única intenção já estão sendo educadas nessa frequência. Claro que se esse amor não veio logo de início e for destinado depois, não vivemos só de poesia, esse amor é bem-vindo.

Gosto de pensar uma consulta de preconcepção como uma preparação de um terreno. **Limpamos, nutrimos e depois fertilizamos.** Limpar o terreno pode ser feito com um detox homeopático limpando fígado, rim ou intestino.... mas também tendo uma total clareza sobre nossos hábitos.

Quando o arado passa na terra e abre os caminhos, podem haver algumas surpresas... Você conhece o seu terreno? Conhece o terreno do seu parceiro?

O que quero dizer com isso é um puro e alto convite ao autoconhecimento. Quais são as suas feridas de infância? De mulher? Se exige estar pronta ou já se abre para a prontidão de ser mãe?

Depois, gosto de dizer da nutrição do nosso solo. O que você faz que lhe dá prazer?

Como tem sido a sua relação com suas raízes? Com sua ancestralidade? Você respeita a ancestralidade do seu parceiro?

E depois fertilizar! Fertilizar homeopaticamente não é somente passar um *Folliculinum*, remédio que nos ajuda muito nas falências ovarianas... Fertilizar é reconhecer dentro de si tudo o que é capaz de contribuir para o próprio solo.

Já me permito florescer? Ser vista como a mulher que já sou? Já me permito frutificar?

Ou ainda me escondo atrás dos arbustos da vida?

As perguntas não são um caminho de mais dúvida, mas um percurso de gestar em si uma nova consciência. Se planejar no SENTIR sem querer controlar a vida e ir aprimorando o relacionamento a dois é um caminho de muita alegria...

Se abrir às surpresas quando e como vierem também é uma forma de dizer um grande sim à vida.

Sim, vocês podem vir com a casa arrumada ou desarrumada. Seus pais não serão perfeitos, mas feitos de perto.

Maternidade: eu devo? Dever ou dívida?

Minhas pacientes sempre me perguntam: qual é a melhor hora para engravidar? Quando essa pergunta chega, eu sempre me pergunto o quão ansiosa ou presente é a pessoa que está na minha frente. O que essa pessoa fará enquanto a espera se passa? **É UMA ESPERA ATIVA OU PASSIVA? É uma espera que cobra da vida ou que eu invisto nas minhas relações?**

Gosto muito, nesse momento, do exemplo do semeador encontrando com uma semeadora... Ambos já conhecem e reconhecem a sua própria terra? Estão em prontidão para semear juntos? Conhecem a sua semente? Ambos estão dispostos a confiar na terra quando a semente for colocada e não ficarão conferindo a terra para ver se a semente está pronta?

Podem parecer tantas perguntas... Mas quando eu perguntei isso para uma tentante, ela me disse em duas palavras: – **EU DEVO SER MÃE**.

Aquilo para mim abriu um espaço quase que cósmico na minha mente, com os múltiplos significados de DEVO.

Dever pode significar que ela quer ter um altíssimo compromisso físico, emocional, social e espiritual com o filho que virá, mas ao mesmo tempo pode significar que essa mulher estava se colocando num lugar de ter uma obrigação social de ter um filho para compor algum buraco.

Filho não se deve. Filho se investe. Filho não é dívida, mesmo que alguns entendam como resgate. Filho é vida e não dívida.

Com tudo isso, gosto sempre de dizer do arar da terra para receber o filho. Maternidade e paternidade podem ser um grande convite de iniciação, repito isso por vários capítulos.

Vejo quantas pessoas mudaram pelos filhos e netos. Pessoas que fumaram por décadas, quando veem um exame positivo de gravidez, param na mesma hora. Sedentários se tornam quase atletas. Saideiros se tornam caseiros.

Filhos não são passageiros. Mesmo que fiquem no banco de trás por alguns anos em nossos carros.

O lugar do sagrado

Recebi uma paciente que já havia feito duas fertilizações sem o sucesso que seu coração esperava. Os embriões implantavam, mas passava pouco tempo e eles não permaneciam.

Ela disse com um peso enorme no coração:

– Eu quero ser mãe. Eu preciso ser mãe.

Trabalhamos imensamente a diferença interna entre querer e precisar e então eu disse a ela:

— Você já é mãe. Mãe pelos laços do invisível, e como é importante dar um lugar para esses bebês não só dentro do seu ventre, mas também dentro do seu coração.

Ela chorou como quem só tinha olhado para a perda, mas ainda não tinha assimilado a ideia de ser mãe.

Não é porque o bebê ficou poucos dias ao nosso olhar que não vamos dar um lugar a ele. Podemos enxergá-lo por toda a vida.

Conversávamos sobre quem sabe dar um nome, dar uma validação para quem veio e depois dizíamos da alegria na hora que fosse possível. A alegria de poucos dias ter gestado no ventre, mas sempre na alma.... E quando do outro lado da vida, se assim acreditarem, esse filho vê que seu pais se alegram com ele... imaginem que vontade que ele tem de vir!

Sempre que alguém vai fazer uma fertilização *in vitro* (FIV), eu sempre oriento sobre o sagrado. A famosa FIV convida que a pessoa ritualize o amor de outras formas. Seja por meio de uma oração, um almoço prazeroso com o parceiro, um encontro entre as duas famílias. Ali não é só uma fusão de células, mas também de energias.

FIV não é um procedimento como colocar uma unha postiça ou um botox para ficar mais bonita. Todos esses procedimentos são importantes e têm seu valor. Mas ao ir para a FIV, conecte-se com aquilo que te faz se sentir fértil.

Mesmo que seus solos internos estejam te dizendo daquilo que parece árido... Lembre-se do cerrado, aquele solo que mesmo tão ácido e aparentemente pouco receptivo, é aquele que oferece os galhos retorcidos com mais charme e peculiaridade. Reconheça seu solo. Não se sinta solo.

O vazio atrai o pleno

Por mais simples e profunda que possa parecer essa orientação, deixe um espaço para você caber na sua vida.

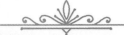
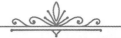

É aquela frase superimportante: "Se você fosse fazer uma lista de prioridades na sua vida, quanto tempo você demoraria para se listar?".

Fiquei sem internet no celular por dois dias e agradeço ao universo por isso ter gerado em mim tantas reflexões. Pouquíssimos dias, mas eu tinha reuniões importantes, mensagens para responder e me deparei com a seguinte questão: "Eu consegui usufruir do tempo de uma forma absurda e plena?". Lembrei: "Eu mesma tenho me respondido?".

Sem celular... Não dava para colocar música como sempre coloco para meus pacientes. Não dava para atender as necessidades dos outros no tempo que eles queriam.

Não dava para chamar nem mesmo um Uber. Mas me chamei. E mesmo sem celular. Até as minhas células amei.

São nesses contextos que a vida nos ensina a rota do que é realmente importante.

As pessoas podem esperar. Outras pessoas podem ajudar, que não seja você. Você arrumara a carona para voltar para casa. Além disso, entendi mais uma vez o valor do silêncio e do jejum. O vazio que tudo cabe, mas que escolhe se caber do melhor.

Nesses dias em que não tive tanto do outro, tive mais tempo de olhar para mim e conversar comigo mesma por várias vezes. O que há dentro de mim estava ruidoso ou a ponto de música? O que diferencia ruído de música é intensidade e dar valor às pausas.

Quantos silêncios existem? Os das palavras e o da mente. Quantas vezes não falamos ou somos caladas, mas nossa mente permanece em turbilhão? Sugiro que te dê o silêncio da mente.

O silêncio é o lugar em que cabem coisas que até a nossa alma duvida. Tem espaço para Deus. Tem espaço pro Eu. Tem espaço para o que deu.

Nesses dias de silêncio, ouvi minha alma de novo e ela pôde me dizer: **silêncio é o que há de mais fecundo na vida da gente.**

QR Code – Live Pré-concepção e homeopatia

Ciúme: ter ou ser amor?

A confiança fecunda.
A desconfiança desconecta.

Não, o ciúme não apimenta a relação. Ele a envenena! Traz pequenas brechas energéticas como fissuras permitindo a desconexão, mesmo que gradativa, do casal...

Ciúme objetifica o outro, traz o outro como posse e não como sujeito, como alma, como coração. Meu sonho era ter uma máquina que demonstrasse o grau de devastação que o ciúme causa até mesmo em nossas células. Acorrenta o pensamento naquilo que não aconteceu. Perde-se tempo e energia investindo fora de casa o que deveria ser investido dentro do próprio coração.

Eu não tenho o amor do outro como posse, como proprietário do latifúndio. Eu sou usufrutuária desse amor que se permite ser, estar e construir-se e para isso ESCOLHE SER FECUNDO.

Por esse amor decidir-se por ser fecundo, tudo em que toca vira ouro.

Ciúme é tratar o que é oliveira, árvore do descanso, do gerador de óleo e luz como figueira, como algo seco e improdutivo.

Ciúme é porta de saída.

QR Code – Live Conceber – conexão entre casais

QR Code – 10 regras de ouro para futuros pais

Vapor é valor!

Eu estava profundamente cansada. Naquelas épocas da vida em que, de certa forma, perdemos até a ponta do fio. Queremos costurar, mas nem sabemos por onde começar.

Eu estava trabalhando muito pelas mulheres, mas estava me esquecendo de trabalhar por mim mesma. Meu feminino estava exausto. O que eu tinha fora não me nutria mais.

Então fui convidada pelas minhas amigas Irene e Cida para estar em uma vivência de sagrado feminino em que usaríamos da vaporização uterina. Simples. Profundo. Verdadeiro. Essencial. Cantamos, dançamos, olhávamos umas para as outras no mais alto respeito com que uma mulher pode olhar para a outra. Até que chegou a hora de usar a camomila em forma de chá e se sentar na cumbuca e simplesmente meditar.

O que me vinha era no coração e no ventre – o seu amor cura muita gente, mas você esquece de tomar o seu próprio remédio. Você é médica de muitas, mas lembre-se que pode ser médica de si mesma.

E naquele momento, como em nenhum outro momento da minha vida, eu fiz um pacto de me amar profundamente. A conexão que tive com o meu feminino ali foi singela, autêntica, generosa e me trouxe de volta para mim mesma... Um endereço que nunca mais quis perder de volta.

O resgate desse autoamor pode acontecer todos os dias... não necessariamente com a vaporização... pode vir tomando um chá, fazendo um escalda-pés, indo ao cinema sozinha, escrevendo no seu caderno quais são seus próximos sonhos ou fazendo um hoponopono de autoperdão.

Mas ali... algo me dizia de diferente por ser vapor. Vapor é o caminho da desmaterialização. Fiquei sentindo, muito mais do que pensando, o que eu gostaria de limpar, de desmaterializar e o que agora queria materializar de modo diferente.

Refiz pactos. Criei impactos. Sustentei-me. E assim agora trabalho melhor com as plantas e com a vida.

Trabalhar com as plantas, seja na cozinha, no consultório homeopático ou com a Shantala, me trouxe a reconexão com o meu próprio florescer. Em tudo há cura. Basta ver, sentir e usufruir.

Para as tentantes, eu já gostava de indicar essa prática pelo nível profundo de conexão interna com o próprio feminino e com a própria energia sexual, até que quando fui estudar, vi que seu uso já se dava para as mulheres com dificuldade para engravidar desde a Grécia Antiga. Podemos usar, por exemplo, camomila, artemísia, alecrim.

A camomila é muito usada como anti-inflamatória, analgésica e reparadora de tecidos, além de ser uma planta de fitoenergia muito feminina. A arruda é muito usada como um detox de traumas uterinos, como limpeza. O alecrim traz alegria, foco e clareza dos pensamentos.

Como fazer? Coloque em uma tigela de cerâmica ou vidro temperado:

*Escolha a erva de acordo com o propósito supracitado.**

— água morna, em média a quantidade de um copo americano;

— duas colheres de sopa de cada erva — a de sua escolha;

— pode ficar de saia para concentrar a vaporização — criando uma espécie de tenda,

— um banquinho com furo no meio.

Você pode ficar de cócoras ou então sentada no banquinho — se quiser, pode colocar uma música que te inspire ou então se conectar com o silêncio. Fique por cerca de 20 minutos sentindo as suas intuições e respostas internas.

Após o ritual, é interessante que a mulher deixe um tempo para assimilar os seus insights e não vá direto para seus afazeres domésticos.

Para quem não é indicado?

Gestantes: visto que pode ajudar na dilatação do colo uterino e acelerar o parto.

Mulheres que estão com candidíase: visto que a umidade e o calor podem piorar a manifestação de fungos na região vaginal.

Cuidados importantes: estar com uma temperatura de água que dê para ser confortável e dar uma distância entre o chá e a localização da vulva, para não se queimar.

No mais, sugiro que crie com você momentos de se deleitar sobre o que é viver e sobre o que é ser mulher.

QR Code — Live Autonomia afetiva — olhar interno feminino

QR Code – Música para vaporização uterina – Cida Airam

Gest(ação)

Embolou tudo... e agora?

Eu quero gestar o meu filho e ao mesmo tempo gestar o mundo, como será que eu faço?

Por um lado, queremos ENFRENTAR a vida, lutar como uma grande guerreira pelas nossas metas e objetivos, fortes e desbravadoras. Por outro, queremos ENFEITAR com nossa beleza, nosso charme e com nossa delicadeza.

Essas partes parecem não se comunicar, mas no fundo, se usamos uma grande palavra feminina denominada SABEDORIA, saberemos vestir dentro de nós aquilo que é necessário.

Essa paciente queria muito engravidar, mas ao mesmo tempo não queria. As duas polaridades brigavam como que em puro duelo. De um lado quero ser mãe, do outro, como abdicar da minha carreira?

Havia ali, a meu ver, uma crença imensa de escassez. Ou eu posso ser bonita ou inteligente. A ditadura interna do OU. Ou sou forte ou frágil. Ou mãe ou profissional. Ou esposa ou amante.

Ah, como é bom parir a letra "e", parir dentro de nós as possibilidades de entrar em aliança com a unidade.

Podemos ser mães, profissionais, tias, amigas... Claro que em cada época molhamos cada vaso com mais água, dedicando mais prioridade... Mas uma coisa não anula a outra.

O convite para essa paciente foi: CENTRAMENTO. Qual era VERDADEIRAMENTE A SUA VONTADE? O seu anseio de alma?

O remédio usado foi *Anacardium orientale*. Não mais ouviria anjos e demônios dentro de si. Ouviria o que seu coração centrado com a bússola na sua mão iria dizer.

O diálogo com o marido também estava difícil. Afinal, com o diálogo interno conturbado, o externo também transbordaria essa falta. A tal falta de si mesma. A falta de suas respostas, porque na verdade nem estava se perguntando com profundidade.

Será que essa vontade de ser mãe era realmente genuína ou será que seria uma pressão social pela faixa etária dos tais 35 anos?

Algumas mulheres antes gestam seus filhos, outras gestam o mundo primeiro. Não há algo que seja melhor ou pior. Mas dentro dessa escolha, que VOCÊ DECIDA juntamente com o fluxo da vida.

Não podemos delegar essa decisão somente ao parceiro, à sogra, à sociedade. Esperar estar sempre pronta é também mais uma vez entrar em escassez, pois é como dizer à vida: — Eu não confio que você, Vida, estará comigo nessa!

Gosto de dizer do estado de prontidão. Estou aqui. Agora, sem dúvidas e duelos. Estou aqui para receber em ELO o filho e as minhas certezas.

Somos enverniza-dores ou lixa-dores?

Parágrafo 2 – Organon
"O ideal máximo de cura é o restabelecimento rápido, suave e duradouro da saúde, ou remoção e aniquilamento da doença, em toda a sua extensão, da maneira mais curta, mais segura e menos nociva, agindo por princípios facilmente compreensíveis."

A quem se destina o tratamento homeopático? Para todos, mas sobretudo para aqueles que querem mudar.

Nesse contexto, lembro-me sempre do meu vovô Dorval, tive pouquíssimo contato com ele fisicamente, mas relembro dele dizendo do quanto gostava de seu ofício. Ele era carpinteiro e ali me trazia suas metáforas curativas.

Hoje, quando alguém me pergunta sobre como funciona uma consulta homeopática, eu trago ele no meu coração e digo:

— É como na oficina do meu avô. Nossa função como médicos não é envernizar a obra que ainda não foi terminada. Nós, seres humanos, somos seres em construção. Suprimir o sintoma, envernizar e só embelezar e se colocar no altar é lugar de doença.

Para qualquer lugar de cura é necessário lixar. Retirar o que é mórbido, aquilo que não serve mais, mesmo fazendo tanta poeira no ateliê. Esse processo de lixar deixa-nos lisos, vulneráveis como a madeira, mas também muito mais receptivos para sermos menos irregulares e receber com verdade a tinta da vida.

Quanto tempo será necessário para que eu cure um enjoo na gestação, uma hemorroida no pós-parto?

Cada um tem seu tempo, sua disponibilidade e abertura ao tratamento, mas uma coisa eu digo, o meu propósito homeopático é o friccionar da lixa com a madeira, para encontrar o contato e a cura.

Cuidamos com uma *Nux vomica* não somente o enjoo, mas o por que eu não consigo deglutir e metabolizar o que a vida me traz?

Curar-se também nos vínculos, e assim somos as ministras de nossa própria natureza.

QR Code – Live Fundamentos da homeopatia

Todo filho é único! Mesmo que haja vários

É um medicamento único!

Parágrafo 273 – Organon

"Em nenhum caso sob tratamento é necessário e, portanto, permissível administrar a um paciente mais de uma única e simples substância medicinal de cada vez. É inconcebível que possa existir a menor dúvida quanto ao que é mais de acordo com a natureza e mais racional, **prescrever um medicamento único,** *simples bem conhecido de cada vez em uma doença."*

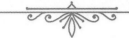 

Cada menino é um. Apesar de dotado de multiplicidades de virtudes e desafios. Sempre falava isso de que cada gestação será de um jeito e que mesmo que você tenha muitos filhos, serão todas gestações e educações diferentes.

Para confirmar minha hipótese, o universo me mandou uma grávida que recebia naquele momento a sua oitava criança. Ela dizia:

— É assim mesmo, Dr.ª Lívia. Lá em casa, mesmo com poucos recursos materiais, eu tenho de tudo.

Adorei esse tenho de tudo.

— O Joãozinho mesmo, de cinco anos, já defende o irmão como um advogado. A Larissa, mesmo com três anos, já gosta de colocar curativos nas bonecas, como uma futura enfermeira.

Ela ia relatando a peculiaridade de cada filho e como ia lapidando neles o seu melhor. Disse a ela:

— Você tem um laboratório em casa!

Ela riu como que concordando com a minha afirmação. Todos a curavam em algum ponto e por isso eram únicos. Faziam-na se sentir UNA com a vida.

Chakras e homeopatia

Um conhecimento que atravessou as eras, a tradição oral e chega por diversos cantos da humanidade por diversas frentes, seja holístico, científico ou popular, iniciando seus primeiros relatos pelos *Upanishads* hindus por volta de 600 a.C.

Chakra — origina-se do sânscrito, que quer dizer "roda", "giro" ou "cíclico", descrito como uma **roda de fiar a luz**. São centros de energia que regem a nossa estabilidade física, emocional e espiritual, influindo nos nossos órgãos por meio das nossas glândulas endócrinas e de maneira energética conectados pelas NADIS — pelas correntes, canais em que circula a energia vital no corpo sutil.

Alguns relatos dizem de 32 chakras, outros de até mesmo 32.000. O que é mais visto nos estudos são os sete principais — tendo cor, função, mantras e poderes, seguindo desde o topo da coluna até o topo da cabeça.

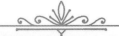 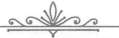

Sendo eles:

1. Básico
2. Sacro
3. Plexo solar
4. Cardíaco
5. Laríngeo
6. Frontal
7. Coronário

Todas as vezes em que estamos com medos, desconfortos, irritadas ou com amorosidade, compaixão e alegria, os chakras absorverão esses sentimentos e distribuirão pelo corpo, mente e espírito, convidando-nos à mudança do pensar, sentir e agir.

1 – MULADHARA – RAIZ – BÁSICO – CHAKRA DA REALIZAÇÃO – MANIFESTAÇÃO

- Traduzido na base da coluna, ânus e região genital.
- Glândulas suprarrenais.
- Cor: vermelha.
- Mantra: Lam
- Incentiva a ligação com a força da Terra, a confiança inabalável.

A força vital passará pela Kundalini, por esse "sistema circulatório" de energias sutis se alinhando principalmente ao chakra superior coronário. Sendo assim, tudo aquilo que é muito material em nós, é muito conectado com o que há de mais espiritual.

Chakra da SOBREVIVÊNCIA, daquilo que precisa ser colocado PRONTO PARA A AÇÃO, a reprodução no seu meio instintivo, aquilo que é colocado em risco à vida, temas de dinheiro, alimentação e abrigo.

Seu funcionamento em desalinho pode trazer agressividade, avareza, insegurança e irracionalidade, dificuldade com o senso de responsabilidade.

Gosto de orientar para o contato com esse chakra, colocar os pés na terra, caminhar, dançar pisando e marcando o seu lugar no mundo.

2 – SVADHISTHANA – SACRO

- Temas da SEXUALIDADE, CRIATIVIDADE, VITALIDADE – ENTUSIASMO PARA VIVER.
- Localizado quatro dedos abaixo do umbigo – na região do osso púbis – convida muito ao movimento da vida, do magnetismo pessoal, da MUDANÇA!
- Ligado aos órgãos reprodutores, aos rins, à bexiga, à região lombar e aos fluidos corporais: sangue, urina, lágrimas, linfa, sucos digestivos e secreções de gestação e parto, como o líquido amniótico. Estão correlacionadas ao bem-estar mais profundo, à imunidade energética, ao **PRAZER**, à **SEXUALIDADE**, à **ALEGRIA**.

Aqui é bem interessante observarmos como a energia da sexualidade e da alegria estão correlacionadas. É o que eu sempre digo aos casais tentantes: VIBREM ALEGRIA!

Alegria é fertilidade! Um bebê concebido na alegria vem imantado com uma vibração completamente diferente e propositiva para a vida!

- Cor: laranja
- Mantra: Van
- Traz uma condução importante sob as nossas EMOÇÕES: como tenho vivenciado as minhas emoções mais profundas, verdadeiras e autênticas?

Tenho me sentido segura, responsável, aberta ou tenho vivido com ciúmes, desinteressada e com uma busca viciosa pelo prazer e pelo sentido da vida?

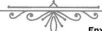

Conecte-se com você! Que tal pensar no PRAZER ESSENCIAL? Alimente-se bem, tome bastante água, durma, realize atividades físicas, DANCE!

3 – MANIPURA – PLEXO SOLAR

- Localização: abdominal, acima do umbigo, perto do estômago.
- Tema: RELACIONAMENTOS.
- Tenho permitido que a minha energia flua para o exterior?
- Glândula pancreática, sistema digestivo.
- Cor: amarela.
- Elemento: fogo.
- Mantra: Ram.
- Nesse chakra, manifesta-se a nossa sede de personalidade, os nossos desejos, as simpatias e antipatias. Sabe quando sentimos que já gostamos da pessoa de "graça" e outras a nossa energia já "não bate"? É por conta dessa energia do chakra MANIPURA.
- Conecta a paz, a aceitação de si e do outro, a confiança e, sobretudo, o PODER PESSOAL e a HARMONIA.

É um Chakra muito dominante na gestação e que, se bem conectado por meio da meditação, do uso da homeopatia, yoga, alimentação e acupuntura, pode TRANFORMAR profundamente a FORMA DE GESTAR em um ambiente harmonioso, conectado e devocionado à vida.

Caso esteja desalinhado, a mulher se sente abatida, cansada, sem ânimo e acaba entrando em ciclos de autossabotagem, compulsões e desconexão com o essencial.

Nossas digestões não acontecem somente de modo a metabolizar quimicamente, mas também de nossas emoções.

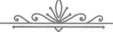 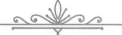

É o Chakra que mais precisa ser tratado, visto que, se bem cuidado, oferece-nos um poder de expansão muito grande consigo e também com o outro, oferece uma transmutação da carência emocional, da codependência e da baixa autoestima para o abastecimento emocional, a autonomia afetiva e o brilho pessoal.

4 – ANAHATA – Chakra cardíaco

- Invicto, ele une de maneira AMOROSA os chakras inferiores e superiores, trazendo a conexão entre as energias terrenas e espirituais.

- Do centro do peito, na região cardíaca, do TIMO, esse centro energético convida-nos ao amor universal, à autogeradora e emanadora, à compaixão e ao desenvolvimento da cura e autocura.

- Cor: verde.

- Elemento: ar.

- Mantra: Yam.

Quando alinhado, traz amor, fé, devoção, conexão com o fluxo profundo do amor, gerando elevação de consciência; quando desalinhado, obscurece-se com a mágoa, a tristeza, o ressentimento, criando uma congestão, uma sensação de "ai, que dor no peito!"

Chama-nos ao desapego e ao ALTRUÍSMO: qual é mesmo a nossa intenção de maternidade? Colocar os filhos debaixo das asas ou oferecê-los asas?

O sentimento de posse do outro se conecta com esse amor que adoece, que não enxerga e que cria mais solidão, dependência e depressão.

Quando desalinhado, esse centro de força está muito relacionado aos problemas cardíacos, respiratórios e doenças infectocontagiosas.

Amar é necessário! Essa é a porta que esse chakra abre para nós!

5 – VISHUDDHA – Laríngeo

- Concentra-se na base da laringe e o órgão responsável é a tireoide.
- Abre e equilibra a nossa COMUNICAÇÃO, EXPRESSÃO, colocando os nossos LIMITES de maneira clara e objetiva.

Essa comunicação pode vir por meio da voz, do gestual ou também da audição.

De que forma o nosso conteúdo interno está sendo transmitido? Com raiva, medo, impulsividade ou com amorosidade, assertividade e segurança?

- Cor: azul.
- Elemento: éter.
- Mantra: Ram.

A perturbação da mente e do corpo se refletirá muito na perda da espontaneidade, na insegurança em colocar a sua voz no mundo. É aquele momento em que cada uma de nós ficamos mais ligadas à opinião do outro do que dar voz e vez à nossa sabedoria interna.

Um dos grandes convites que faço, pela orientação de minha professora Laura Uplinger e os ensinamentos de OMRAM, é que a gestante CANTE!

O que isso pode causar para ela e para o bebê? O cantar harmoniza e oferece vibrações com ressonâncias mais amorosas, ativando esse chakra e oportunizando que a mulher reconheça a sua própria potência!

Falar com clareza!

Ouvir com generosidade!

Comunicar-se com compaixão!

6 – AJNA – Frontal

- Localizado no centro da testa, entre as sobrancelhas.
- Permite a função de visão psíquica e espiritual dos acontecimentos.
- Muito ampliado na maternidade, trazendo autoconhecimento, intuição, telepatia, clarividência e o poder da mente. Você se comunica com seu bebê além das palavras? Acredita que a bússola interior está nas suas próprias mãos?
- Glândula hipófise, comandando e conectando todas as outras glândulas.
- Pelo comando desse olho interior, comanda nossos pensamentos benéficos, sistema de crenças, medos, clareza da mente e da personalidade.

Quando bem conectado, traz os lampejos de outras dimensões da realidade. E quando desalinhado, cria confusão mental, manipulação dos outros e ciclos viciosos de pensamentos negativos. Perde-se a criatividade e o aprisionamento de ideias, criando uma mente rígida e com dificuldade de raciocínio.

- Elemento: luz.
- Cor: índigo.
- Mantra: OM.

Um grande convite é a ATENÇÃO PLENA, estar presente em todo o nosso pensar, sentir e agir, criando uma atmosfera íntima de total aproveitamento e intenção.

7 – SAHASRARA – Coronário

- Localizado no centro da cabeça, com a união do sagrado, do divino e da verdadeira sabedoria.
- Glândula pineal.
- Mantra: Silêncio

- Convite à conexão com o silêncio e com a espiritualidade por meio da meditação e oração. Quietude, pureza e onipresença, unindo intelecto à intuição.

Com esse chakra, conectamo-nos com o Universo, com o nosso EU CÓSMICO, desassociando-se das preocupações terrenas e criando COMPREENSÃO e DISCERNIMENTO.

O medo que limita é o convite à confiança que permite que o melhor aconteça!

Para que falo e escrevo tudo isso? É necessário viver um CONCEBER, GESTAR, PARIR e NUTRIR, CONECTADO com as próprias energias e com a ENERGIA CÓSMICA!

Você pode oferecer mais do que simplesmente alimentar seu filho, pode nutri-lo ENERGETICAMENTE, se primeiro ofereceu a si mesma, no self-service da vida, o melhor para si mesma.

A homeopatia, como prática médica consciencial, é um recurso poderoso para o auxílio em realinhar os centros energéticos, propiciando um CONCEBER, GESTAR, PARIR e NUTRIR com recursos geradores de novas percepções sobre o micro e macrocosmos, saindo da esfera somente egológica para a ecológica.

Figura 2 – Chakras e emoções

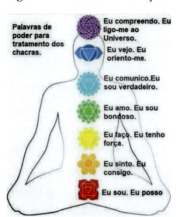

Fonte: Evolução Life (2019)

Des-cobrir

Causo Clínico de *Thuya occidentalis*

Ela era uma gestante quieta, reservada e calada... porém muito adorável nas consultas. Fazia todas as consultas, exames e perguntas, até que um dia pediu que eu não colocasse o CID – código internacional das doenças – mostrando que ela estava grávida.

Ela tinha medo de contar que estava grávida, medo de perder e tinha um gosto especial por esconder o que estava acontecendo.

Tinha medo de olho gordo, medo de não ser real aquele sonho vivido, medo da reação dos familiares, medo de como seria no trabalho, medo de como seria o casamento.

MEDO! "Medo de que algo possa acontecer e eu depois ficar com a CULPA".

Toda vez que escondemos algo, com um intuito do nosso funcionamento do padrão energético tentar resolver algo em nós como mecanismo de defesa, chamamos de sicose. Ocultamos algo do outro e de nós mesmas para sobreviver.

Aqui, não coloco oculto como sinônimo de sagrado, mas aquela sombra nossa que escondemos até mesmo de nós. Esse era o contexto. A não eliminação da palavra, o acúmulo do sentir sem sabor.

E ai perguntei a ela:

– Você já parou para pensar que muita gente pode querer torcer por você?

Ela se assustou, como alguém que foi furada da bolha.

Sabe, vou te contar uma história. Quando estávamos na faculdade, éramos "treinados" pelos professores para incentivar os pacientes a não contar da gravidez até o 1º trimestre, afinal havia uma porcentagem de perda.

Aquilo, de certa forma, me causava uma certa indignação... Porque não contar para as pessoas que mais amamos e fazer vibrar algo diferente, como nos experimentos de Masaru Emoto, pesquisa-

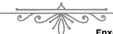

dor japonês que demonstrou como as virtudes que são faladas para a água mudam a conformação da molécula? Águas que recebiam palavras de ódio se desconfiguravam enquanto as de amor tinham as melhores conformações.

Imaginem o quanto amor e alegria o bebê recebe quando expomos a gravidez como um movimento de saúde... é como se ele estivesse envolto em uma nova tonalidade da vida.

Toda vez que uma gestante feliz passa por seus jardins, ela mostra para todos os outros ao seu redor que vale a pena viver e oferecer VIDA.

Tiramos aquilo que cobria o medo, a gestante medicada volta com o convite do chá revelação.

Aquilo que antes foi coberto, agora des-coberto.

Observação: Outro aspecto importante a ser relatado aqui é o outro extremo – toda gestante tem direito de expor a sua gestação, mas em épocas de mídias sociais o convite à privacidade também precisa ser lembrado.

Esconder demais pode ser sintoma, mas também é importante definirmos, quem saiba, quais imagens usar e de que forma contar para as pessoas. Afinal, tudo é energia!

Encontro homeopático

Já dizia Vinicius de Moraes: "A vida é a arte dos encontros, embora haja tantos desencontros pela Vida.", assim sempre sinto a consulta homeopática, uma coagulação de momento que muito pode se deixar fluir de alma para alma. Como funciona?

No meio da consulta, quando a conversa está em pleno vapor, eis que surge a pergunta:

– A senhora é médica mesmo ou psicóloga?

Esse é um grande enigma de todo homeopata, fomos treinados a ouvir e também intervir. Nesses momentos, lembro-me da minha própria genealogia.

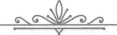
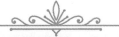

Sou filha de Solange e Marcos, filha de uma psicóloga com um médico cirurgião e talvez por isso tenha um amor imenso pelas palavras e por sua assertividade cirúrgica.

Nos diz Adélia Prado que a palavra vai onde o comprido não chega e onde o bisturi não alcança. Quando ouvi essa frase dela, me compactuei com o meu bisturi, que seriam as minhas palavras.

Vamos pensar em como funciona uma cirurgia? Precisamos de etapas e preparo. Primeiro o cirurgião lava suas mãos com esmero, coloca sua roupa cirúrgica, prepara a sua mesa com seus instrumentos e posiciona o paciente. Abre o campo, limpa, observa, corta, separa, divulsiona, retira o tumor, depois sutura.

Assim também é a consulta homeopática: recebo minhas pacientes na porta, observo como trata a secretária, convido para entrar, escuto, escuto, escuto bem, separo os sintomas observando aquilo que é singular nela, escolho a dedo a medicação.

Para pensarmos em atender uma mulher, precisamos sempre lembrar de que a mulher é uma agente intensa e importante de **transformação social.** Uma mulher quando muda, não mexe somente em si mesma, mas na casa, no trabalho e em todas as gerações que precederam e que a sucederão. Uma mulher é um portal. Uma força da natureza. Portanto, pede de nós uma reverência profunda e um respeito absoluto por suas histórias.

Lembro-me dos encontros de faculdade, quando começávamos atender em saúde da mulher, com meus colegas, sempre nos perguntávamos: por que essa mulher adquiriu essa doença? Por que desativou a sua vida sexual por mágoa do antigo parceiro?

Transformei o por que em para quê? E evoluí melhor nos pensamentos e conexões com as pacientes.

"Quantos mistérios e segredos cabem no coração de uma mulher?", já dizia Zé Ramalho. Assim prosseguimos, perseguimos, seguimos de perto a vontade de ajudá-las.

Para pensar nesses atendimentos, precisamos pensar que toda mulher tem uma enorme capacidade de decidir e mudar sua vida e de todos ao seu redor, em todas as épocas da vida, mas sobretudo em três momentos: adolescência, gestação e climatério.

Daí surge a importância de cuidarmos profundamente de nossas adolescentes, pois ao mesmo tempo em que estão fazendo a cambalhota mais importante de nossas vidas – de menina para mulher –, ela ainda faz a outra acrobacia de ser filha para ser mãe.

Nesse quesito, sempre convido que elas preencham-se de seus próprios lugares, para que sua própria mãe e sogra não se sintam compelidas a fazer a tarefa de sua maternidade. A competência de cuidar de um filho independe de idade, depende somente de disponibilidade de tempo, energia e espaço interno no coração, para que esse filho tenha lugar de ser amado e brincar no coração da mãe.

Sendo assim, durante a gestação, muitos chamados de alma são realizados e se a mulher está atenta, juntamente com seu parceiro, pode ter um real salto quântico como ser humano, como casal e como pais.

Sim! Muitas sombras são descobertas e redescobertas por meio da revisitação de papéis. Os diálogos comigo mesma, eu com o bebê que está no ventre, eu com o bebê que eu fui um dia, eu com meus pais, eu com o meu parceiro. Nessa frase parece que tem muito eu, mas também cabe muitos outros. Sendo assim, oriento que tenham diálogo consigo e com todas as pessoas que moram dentro de seus corações. Diálogo e não uma briga incessante em que se não tiver freio, nos tornamos carros desgovernados.

Vamos entender como funcionam as emoções da Gestante? No primeiro trimestre, observamos muito o sentimento de **ambivalência afetiva** – quero estar grávida, mas ao mesmo tempo, será que é agora? Será que seria desse parceiro mesmo? Será que esse filho vai mexer na minha vida profissional?

Outra questão que costuma ser muito observada na consulta é a necessidade de esse bebê já ser amado num primeiro exame. A afirmação que me chega sempre é: "Mas, Dr.[a], eu ainda não amo o meu bebê...". Eu digo e ressalto: "AINDA!".

AMOR É TIJOLINHO POR TIJOLINHO

Costumo dizer nesse momento que amor não é miojo, não é feito em três minutos. Nossos vínculos precisam ser CONSTRUÍDOS e não é porque eu AINDA não estou tão ligada em estar grávida que eu não amarei esse filho por toda vida.

Existe um remédio precioso nesse momento que se chama *Sepia succus*, advém dos moluscos e que nos ajuda muito quando a paciente está com dificuldade de vínculo, aparece uma PROFUNDA INDIFERENÇA aos seus entes queridos, inclusive com o próprio marido.

Já no **segundo trimestre**, o bebê começa a se mexer mais, a mulher já escuta mais os batimentos cardíacos e como a barriga começa a crescer, ela passa a realmente se sentir mais grávida. Costuma ser um momento mais tranquilo em termos emocionais, visto que os enjoos também passam e as ansiedades pelo parto ainda não batem tanto à porta.

Muitas mulheres costumam se apresentar mais introvertidas e passivas, como se diz: parece que minha cabeça está nas nuvens, e pode estar mesmo.

Nesse momento, o foco está em investir energia para si mesma e para o bebê e por isso não focam muito no que é tão material, esquecendo seus exames, contas, compromissos, não por maldade, mas por necessidade, mesmo que inconsciente, de ligar-se ao imaterial.

Já no **terceiro trimestre**, em alguns momentos aparece o cansaço e em outros momentos o êxtase do que se pode esperar do parto. Nesse contexto, é sempre importante lembrarmos de nos conectarmos profundamente com a espiritualidade como preparo para o parto — seja qual for a sua religião ou vivência de espiritualidade.

A consulta propriamente dita e não dita

Toda vez que vamos atender gestantes, precisamos pensar e sentir que estamos sendo convidados a fazer um novo pacto e impacto com a vida.

Uma gestante não é exclusivamente uma gestante, ela é um recado da vida de que podemos ter esperanças no mundo, como diz Tagore.

Voltamos a olhar a nossa própria vida, nossa concepção, gestação, parto, amamentação e podemos, nesse contexto, ressignificar muitos conteúdos internos.

Uma pergunta que sempre inicia o meu pensamento quando atendo gestantes é: A gravidez entrou nela ou ela permitiu que a gravidez entrasse em sua vida?

Nesse contexto, é muito importante DISCERNIR se ela quis no desejo consciente ou inconsciente estar grávida, porém mais do que isso, se há espaço na agenda e no coração para g(estar). A mulher começa a consulta relatando o que a incomoda, o que no seu cômodo interno não cabe mais, ou o que gostaria que coubesse.

No núcleo da sua dor, seja de indiferença, insegurança, apatia, dominação ou submissão, as dores femininas vão criando espaço para se manifestar e se resolver.

Diante dos sintomas gerais de sono, alimentação, eliminações fisiológicas há algo muito mais além. Diante do meu sono, eu estou conseguindo realizar a ENTREGA? Estou me permitindo descansar? Na alimentação, será que eu estou realmente comendo, mastigando, deglutindo rápido ou estou me permitindo USUFRUIR DE ME NUTRIR e nutrir o bebê de modo saudável?

Aqui, vale um grande e importante adendo: as papilas gustativas do bebê estão sendo construídas agora, nesse instante enquanto a barriga cresce. O que você quiser que o seu bebê coma para o resto da vida, comece a comer desde quando ele permanece dentro do útero. Sua intimidade com a deglutição do líquido amniótico já fará a distinção desde cedo dos melhores sabores e, portanto, já mostrará a qualidade do que a mãe escolhe para toda a família. Não é só o que se come, mas como se come.

Durante as nutrições, o casal permanece brigando na mesa ou consegue um servir ao outro? Fazem o jantar juntos ou alguém sempre se sente sobrecarregado e com raiva por estar em posição de servir sem gosto? Todas essas informações são passadas ao bebê, testemunha de tudo o que se passa.

Nas suas eliminações fisiológicas, estou segurando a urina? Prende seus medos ou consegue se sentir limpando as suas toxinas emocionais? Estou conseguindo desapegar das coisas ou me encontro em constipação?

Para os sintomas mentais, vamos fazer várias reflexões:

- O que te faz chorar? O que te alegra?
- Quais são seus maiores medos de ser mãe? De ser tentante, gestante ou puérpera?
- Como lida com a sua própria companhia? Precisa o tempo inteiro de outra companhia que não seja a sua? Como lida com a companhia do Sagrado?
- O que é sagrado para você? Como lida com os mistérios da vida? Gosta de ser surpreendida? Precisa de consolo ou consegue se dar o próprio colo?
- Como lida com o ciúmes? O outro para você é um outro comum ou coloca ele num lugar de pedestal?
- Como você lida com a lei? Gosta de ser obedecida ou de obedecer? Esta pergunta, por mais engraçada que possa parecer, nos mostra muito como ela vai lidar com a **autoridade**, quando ela precisar, junto com o esposo, colocar as regras da casa. Será autoridade moral ou autoritária?
- Como lida com os seus próprios deveres? Vive a vida como uma eterna obrigação, uma briga na ação ou consegue ter responsabilidade, responder por suas habilidades com leveza?
- Como lida com o sofrimento do outro? Eu ajudo ou salvo? Aqui, aparecem as respostas das mulheres que querem ser as salvadoras, salvar a humanidade, o bebê, a família de origem e muitas vezes permanecem enroscadas diante de suas próprias vidas.
- Tem sonhado? Os sonhos como instrumento de mostrar quem realmente somos, sem máscaras ou compensações, vão trazer uma real situação das questões emocionais.

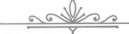
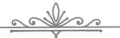

- Quais seus medos mais profundos e inconfessáveis?
- Quais seus hobbies? Nesta pergunta, entendemos quem é a mulher no sentido de mais intelectualizada, mais solta com a vida, se realmente se permite viver e promover vida. Os hobbies vão trazer, segundo Sankaran, a área não compensada, a nossa parte que nós mesmas não queremos mostrar por medo, críticas ou julgamentos externos e internos.

Dentre várias outras perguntas, gosto muito de passar pelos cinco círculos de amor de Bert Hellinger também.

- Como vai a sua criança interior? Curada ou permanece com as feridas abertas de rejeição, abandono, injustiça, humilhação e traição?
- Como anda a sua relação com o trabalho? Consegue se organizar para destinar mais energia para servir energeticamente o bebê do que o trabalho exterior?
- Como estão as suas trocas com o parceiro? Permanece no lugar da menina que quer receber tudo, da mulher salvadora que quer dar tudo ou consegue equilibrar com trocas mais abastecidas?
- Como anda sua relação com outros filhos anteriores a essa gestação ou enteados?
- Você tem em mente e coração o desejo de a maternidade ser um legado para a sua linhagem?

Tem outros legados? Maternidade pode sim ser propósito de vida! Diante de tantas perguntas que serão cultivadas por toda uma existência, a consulta precisa sempre acabar no tempo, mas permanecer no coração.

Consultar é técnica. Mas receber é arte.

QR Code – Live Gestação e homeopatia

Origem emocional dos sintomas da grávida

Sintoma, recado da vida a nos dizer: será que não seria melhor mudar a direção ou o sentido de nossas caminhadas? O sintoma vem à favor da vida, a favor da liberação de nossas cristalizações de crenças e pode ser um verdadeiro convite ao aprendizado se assim o permitirmos.

Antigamente, muito se entendia o sintoma como um caminho de punição divina ou como praga pela conduta da humanidade. Hoje já podemos olhar como um exercício de ampliação de consciência e virtude trazendo APRENDIZADOS.

Não faço aqui apologia à dor para aprender, mas sim um chamamento a cada leitor ser agente de sua própria cura e significado. O que esse sintoma quer me dizer? Ele grita? Ele sussurra? Ele fala a minha própria língua ou preciso de um tradutor?

Desacelerar para me perceber e não mais silenciar. Calar a boca do sintoma é descartar o que ele poderia produzir em nós. O presente que vem junto de nossos enjoos, dores pélvicas e até mesmo de nossas constipações.

Desembrulhe-se!

NÁUSEAS E ENJOOS. Considero aqui com toda certeza toda a questão hormonal da gestação e suas mudanças com os ácidos gástricos, mas, para além disso, o que eu não estou conseguindo digerir? O que está indo no contrafluxo da minha digestão emocional que eu estou precisando fazer força para colocar para fora?

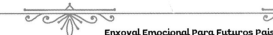

Por exemplo, quando comemos algo que nosso corpo entende como tóxico, ele quer expelir, assim como em uma intoxicação alimentar, podemos imaginar: qual situação está para mim tóxica que eu não estou conseguindo permitir seguir ou expulsar mais naturalmente?

Gosto de lembrar também da função que vomitar e o aumento da diurese causam na gestante em termos de eliminar as toxinas também emocionais e espirituais do bebê. Como disse anteriormente, estamos funcionando em sistema de circuito e a mãe pode ser um veículo de liberação das energias que o bebê possa estar sentindo.

Homeopaticamente, temos algumas medicações muito preciosas! Claro que vamos considerar toda história, personalidade, individualidade e SINGULARIDADE! O que é raro, estranho e peculiar nessa gestação que eu não tive nas outras? Isso será profundamente considerado!

Todavia, alguns remédios de forma mais pontual precisam ser relembrados! *Nux vomica* ajuda profundamente mulheres que são nervosas, ansiosas, briguentas e que sentem muito fortemente suas questões, com seus enjoos e náuseas matutinos e após comer.

Ipecacuanha ajuda extremamente as mulheres que vão criando até certa aversão à comida, não melhoram vomitando e o enjoo permanece. Geralmente estão desconectadas do bom humor e apresentam impaciência extrema.

Cocculus indicus auxilia em náuseas com vertigens agravadas pelo movimento, por exemplo, em viagens. Apresentam pensamentos fixos, que pioram muito com a mágoa e com a raiva. Para elas, o tempo passa muito rápido.

Sepia succus, para náuseas e enjoos que pioram ao despertar e pelo odor de alimentos. Muito essencial para mulheres que estão com grande dificuldade de se vincular ao bebê e apresentam a temática de INDIFERENÇA pela gestação. Já atendi uma paciente uma vez que dizia o seguinte: "Eu não consegui engolir essa notícia de estar grávida!" – e foi muito beneficiada por essa medicação.

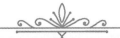
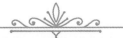

Colchicum autumnale, para náuseas em que a paciente tem PROFUNDA AVERSÃO até mesmo ao cheiro da comida, tem certa repugnância, podendo causar até mesmo desmaios.

Outro remédio muito consagrado é o GENGIBRE! Mascar pequenos pedaços de gengibre ajuda muito!

DORES ABDOMINAIS E PÉLVICAS

O aumento do útero e o peso do bebê podem ser algumas explicações, mas podemos pensar além: para que eu tenho colocado peso além da conta? Para que eu tenho me cobrado e controlado tanto?

Arnica montana, usada para auxílio das dores pélvicas, quando há ameaça de abortamento por quedas e choques e também no auxílio do parto prevenindo hemorragias.

DORES LOMBARES

A lombar carrega nossos pesos ancestrais, colocar os filhos nas ancas! Cobra de nós um outro olhar para as nossas responsabilidades assumidas em excesso. Precisa ser relembrado aqui de sempre ser avaliado se é uma dor muscular ou então a gestante está, por exemplo, uma pielonefrite, uma inflamação dos rins de causa importantíssima inclusive com indicação de internação.

Kali carbonicum, para quando a paciente apresenta fraqueza muscular dolorosa com tendência a se inclinar para frente. Usado também quando no parto as dores são insuficientes causando uma violenta dor nas costas com sensação de pressão nas costas.

VARIZES

A gestação altera profundamente a nossa circulação e coagulação, alterando a morfologia e sobrecarga de nossas veias.

As varizes falam de uma interrupção do fluxo da vida, qual projeto meu precisou ser reavaliado com essa gestação? Eu consigo lidar com o fluxo da vida? Eu crio outros caminhos e outras formas de percorrer os meus caminhos?

Hamamelis virginica, muito usada tanto para a homeopatia nos casos de varizes de membros inferiores e varizes vulvares com sensação de ferimento e também na fitoterapia para dermatocosméticos como anti-inflamatória e antisséptica.

Muito importante ressaltarmos aqui a atividade física na gestação, um hábito que modifica toda a percepção do que é gestar. Não é necessário ser atleta logo agora! Mas também não precisa manter a ociosidade e o sedentarismo como desculpa porque está grávida!

Os exercícios físicos conscientes e de acordo com seus próprios limites criarão prazer, leveza e cuidarão muito dos membros inferiores!

PRISÃO DE VENTRE E HEMORROIDAS

À medida que a barriga cresce e o útero dilata, comprimem o intestino, e também com o aumento do hormônio progesterona, os movimentos intestinais diminuem muito.

Podem auxiliar:

Collinsonia canadenses, constipada sem vontade de evacuar, com fezes mucosas, escuras, com cólica e tenesmo (após o parto). Constipação intestinal obstinada com hemorroidas crônicas, sangrantes e dolorosas.

Aescullus hipocastanum, constipação com fezes duras, secas e com nódulos, cor branca. Dores para evacuar com sensação do reto seco e com coceira. Com o remédio, presentam uma sensação de plenitude intestinal.

Pode-se utilizar de forma associada POMADA DE PAEÔNIA, de uso retal, para ajudar na cicatrização e retorno da mucosa da hemorroida com grande sucesso clínico.

QUEIMAÇÃO (PIROSE)

Principalmente no segundo e terceiro trimestres, pelo aumento da progesterona, o esfíncter esofágico relaxo, viabilizando o retorno do ácido gástrico. Pode vir associada à queimação junto com a tosse e eructações ácidas.

Capsicum, para queimações que podem vir associadas ao enjoo de mar e um remédio essencial para mulheres cheias de nostalgia. Sensação de estômago gelado e ardente.

CISTITES

A expansão do útero e o aumento dos hormônios diminuem o fluxo de urina nos canais dos ureteres que ligam os rins à bexiga, trazendo maior possibilidade de permanência bacteriana.

O que de MEDOS você está retendo e não está conseguindo deixar fluir?

Cantharis vesicatoria, para dores paroxísticas cortantes em ambos os rins com gotas de sangue na urina. Queimação violenta com dores cortantes no colo da bexiga. Dores cortantes antes, durante, após urinar, de maneira assustadora, na uretra, com inclusive vontade de gritar. Muito usada na ocasião do parto quando há placenta retida juntamente com micção dolorosa.

HIPERSALIVAÇÃO

O aumento dos hormônios pode produzir até cerca de 1,5 l de saliva na gestante! Causam incomodo e podem inclusive aumentar a sensação de náuseas e vômitos.

Granatum, para salivação com náuseas e vertigem. Constantemente com fome, vomitam muito mais à noite.

CORRIMENTOS VAGINAIS

Acontecem devido à baixa da imunidade e abertura para micro-organismos, como: *Candida albicans*, *Tricomonas vaginalis* e *Gardnerella sp.* Sempre importante ser avaliado a cor, a quantidade, a textura, o odor, a inflamação, o prurido e se há fissuras.

O que aparece de conflito junto com os corrimentos? Qual NÃO eu não estou conseguindo dizer? O que no meu fluxo da vida está perdendo fluidez e precisa ser visto como mais leve e fácil?

Kreosotum, para leucorreias de cor amarelada, odor de milho verde com violenta coceira. No pós-parto pode ser usado para lóquios muito mal cheirosos, persistentes e ofensivos. Pode ser usado também em sangramentos de gengivas de fluidos escuros e aquosos.

Coloco essas minhas percepções juntamente com a parte cientifica, relembrando que é sempre de FUNDAMENTAL IMPORTÂNCIA olhar a TOTALIDADE SINTOMÁTICA, olhar o indivíduo como um TODO e não somente uma parte. Olhar uma parte é tomar o caso por incompleto, não tratando a causa raiz e gerando o que chamamos em homeopatia de metástase mórbida, suprimindo e colocando a doença inclusive em um plano mais profundo.

Não basta entender o que é a doença, é preciso sentir o seu propósito! Quando o aluno está pronto, o professor já pode ir embora, a doença já pode ir embora.

Diagnóstico não é sentença!

– Boa tarde! Eu tenho TDAH.

Disse a gestante antes mesmo de contar o seu nome, o nome do bebê ou de quantas semanas estava o esperando.

Eu disse:

– Qual é o seu nome?

Ela então disse. Conversávamos sobre o que era ser gestante, o que é ser mulher para ela, o poder de vida que ela estava trazendo ao mundo... e ela voltou:

– Eu tenho déficit de atenção.

Trouxe para ela então uma frase de Bert Hellinger: "Aonde está o seu amor, também ali está a sua atenção!". Ela se emocionou e dizia sobre como não era escutada pelas pessoas. De sempre ser tachada de avoada.

Eu disse que poderia ser avoada desde que fosse a pilota da sua vida. Poderia sim ter o diagnóstico e também o tratamento, mas chamava-a para que o rótulo não fosse o centro da sua vida.

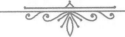 

Gosto de dizer nessas horas: tudo o que você olha, você fecunda!

Perguntei então:

— Você sabe o que significa a palavra distração?

Distração vem daquilo que tira a nossa tração, nossa força. Onde você tem colocado o seu olhar? Quem sabe a sua atenção não é mais difusa e está preocupada com todos ao seu redor? Ela sorriu como se encontrasse uma grande verdade.

A sua questão não é déficit de atenção, e sim uma hiperatenção externa. O chamamento da gestação não é tornar-se egoísta, de esquecer todos ao seu redor, mas de fortalecer o seu jardim interior.

Nos diz Rubem Alves que quem não tem jardins por dentro, não planta jardins por fora nem passeia por eles.

A atenção plena e constante consigo e com o bebê cria diálogos fantásticos e promove plantios e colheitas inimagináveis.

Aonde mora a sua atenção, mora também a sua cura.

O silêncio gerador de sintoma

Paralisia de Bell — *Aconitum napellus*

O silêncio cura muitas coisas quando o silêncio é silêncio mesmo e não barulho.

Alguns silêncios são fictícios, visto que dentro de nós são águas ferventes e lotadas de ruídos.

Assim aconteceu com essa gestante de 32 semanas. Ela, antes de encontrar a homeopatia, foi a um clube com o parceiro e com a primeira filha, teve um choque térmico ao sair da piscina — ciclo de quente, frio, quente, mas não foi somente isso. Seu choque e susto foi ver seu marido bebendo.

Aquilo não era satisfatório ao seu coração da maneira que foi. Aqui, não quero realizar NENHUM julgamento quanto às pessoas que bebem, mas sim ressaltar como interpretamos na vida aquilo que vemos.

O sintoma vem como um envelope em que, ao abrirmos, encontramos a carta em que há uma mensagem muito valiosa.

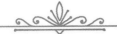 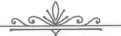

Enxoval Emocional Para Futuros Pais

Ela ficou três meses com a paralisia na face, antes de conhecer a homeopatia e era como que algo dentro dela estivesse cristalizado em dor e precisava ser transformado de trauma em experiência. Não conseguia mexer os lábios livremente. Não conseguia mobilizar as palavras que o seu coração pedia. O seu REPERTÓRIO INTERIOR se enriquecia na consulta quando percebia suas altas expectativas com o parceiro.

Ele precisa ser quem ele é. Eu preciso ser quem eu sou. O retorno da autenticidade.

Uma dose de *Aconitum*. Uma dose de convite a movimentar-se na vida com outras formas de se ver e enxergar o outro.

O silêncio duradouro e não compartilhado faz crescer o sintoma.

Você escolhe o sim – toma ou TOMAR O SIM DAS SUAS PALAVRAS?

Com-pulsão alimentar

Causo de *Calcarea carbonica*

– Dr.ª, eu quero dar tudo ao meu bebê.

– Dar tudo é diferente de dar o necessário.

Era uma gestante que havia engordado muito e estávamos conversando sobre como a gordura era um mecanismo de criar defesas, tamponar aquilo que muito nos doeu e desconectar do nosso feminino.

Comer para ela estava sendo um único caminho de prazer e então eu disse:

– Que tal pensarmos em prazeres sem caloria?

Escolher outros prazeres que não destruam o seu caminho de cura e sim potencializem as suas escolhas. Que tal até mesmo conversar com seu prato antes de comer e aprender a SABOREAR e não só deglutir?

Antigamente muito se falava do número de mastigações para uma melhor saciedade. Cientificamente procede quando pensamos em aumentar o tempo, os ácidos gástricos e potencializar o centro de saciedade.

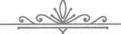 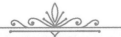

Mas há um perigo de mecanizar a nutrição e a vida. Não basta mastigar muitas vezes. É necessário DEGUSTAR.

Quando digo sobre dar muito e dar bem ao bebê não tem a ver só com a alimentação. Mas o que estamos escolhendo oferecer em nossas relações inclusive para nós mesmas? Você se permite o jejum, o encontro com os vazios, por exemplo, antes de conceber, para trazer mais intuições para o campo emocional? Escolhe uma forma de preparo que ative os seus sentidos ou só corta, cozinha e come?

A forma como nos nutrimos falará muito da forma como nutrimos nosso parceiro e nossos filhos. Tampar os vazios com excessos impensados é um caminho de intoxicação. Acumular-se nem sempre é sinônimo de preencher-se. Que tal se abastecer do que é realmente nutritivo?

Lugar do sonho na vida da grávida – fios perdidos

O lugar da anamnese homeopática é por vezes extremamente surpreendente para o paciente. Vemos risos implícitos, mudanças de posição na cadeira, expansões da mão ou diferenças no tom de voz quando perguntamos algo fora do esperado.

Perguntamos de tudo o que podemos sentir e entender sobre VIDA. Ainda mais quando se trata de gestação, a vida a partir da vida, a vida a serviço da vida.

Um ponto muito crucial é quando perguntamos sobre sonhos. Como assim, sonhos, metas ou quando eu durmo? Podemos dizer os dois!

O lugar dos sonhos em termos oníricos vai trazer muito do lugar não compensado, aquilo que eu não consigo esconder, tampar ou fingir. O lugar dos sonhos é a metabolização daquilo que, de dia, eu não dei conta ou não tive espaço, e por que não o lugar de conexão com o divino, o espaço para que a Vida me diga algo que pode ser?

Segundo Caplan, grande estudioso da Psicologia na gestação, os sonhos são as vacinas psíquicas da gestante, nesse lugar de se deixar sonhar oniricamente os conteúdos inconscientes ajudarão a gestante a lidar com aquilo que aparentemente não se está conseguindo ver solução.

Mas o que seria sonhar com um cachorro? Barco? Para esses recursos temos que ouvir inteira e intensamente a história do binômio, para que entendamos o que se passa nesse **CIRCUITO**. A palavra é exatamente essa, o que se passa não só na mulher, mas também nesse bebê, precisa ser considerado psicológica e homeopaticamente.

Os fios perdidos, as comunicações cheias de lacunas podem ser realocadas no lugar do simbólico e que tanto podem nos ajudar a remodelar energeticamente a condução da gestação.

Sonhar não custa nada, já diziam os poetas populares, mas nesse contexto custa sim. Traz um bom investimento! Custa se abrir para a vida, dormir mais cedo, criar uma rotina de sono. Mas, em compensação, abrimos um portal de comunicação interna e também, por que não, com o próprio bebê.

Além do mais, podemos nos aprofundar na palavra SONHAR e dizer a ela: "O que você sonha para esse bebê?". Nesse contexto, podemos ver o grau de investimento emocional e o grau de visualização de presente e futuro que eles têm construído. Quando uma gestante diz que não consegue ver como esse bebê será, podemos trabalhar intensamente nela sem fantasia, mas com a valorização de uma imaginação positiva de como serão os próximos anos, o que quer plantar com esse filho?

O plantio é livre, mas a colheita é certeira! E o que realmente queremos colher com os nossos filhos?

O que te buscas... ou quem te buscas?

INSÔNIA E COFFEA CRUDA

CASO CLARA – QUEM É CLARA QUE COMPREENDE O ESCURO?

— Dr.ª, pode parecer muito estranho, mas tenho medo de dormir sozinha. Toda vez que meu marido viaja, eu sinto medo, começo a pensar sem parar e me sinto com raivas inexplicáveis.

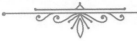 

Eu dizia para ela o quanto ela estava na sua própria companhia e o quanto era importante a palavra ENTREGA, não somente para dormir, mas para confiar no invisível durante toda a gestação.

Podemos soltar em alguns momentos a vigília, a necessidade de controle e de ter que ser um segurança na porta de casa para nos transformarmos na dona de nossa própria casa interior.

A ciência nos diz que no primeiro trimestre, observamos a gestante muito sonolenta. A sensação de cansaço, sono fragmentado à noite associados com os vômitos podem gerar desafios para a qualidade do sono.

No segundo trimestre, a movimentação fetal pode vir associada com uma maior acidez gástrica, já no terceiro trimestre, os despertares noturnos vêm associados com o medo do parto, da vontade aumentada de urinar, de câimbras na perna e dificuldade de achar uma posição para dormir.

Diante de tantos desafios físicos, o que podemos sugerir? Criar uma rotina fácil de higiene do sono: antes de dormir, lembrar-se da sua própria companhia, tomar um banho relaxante, colocar uma música leve, quem sabe uma vela, e relembrar o seu cérebro de que está na hora de diminuir o ritmo. Dias cheios demais pedem de nós uma noite com mais abastecimento interior.

Traumas, dramas e tramas

O bebê escutará tudo o que eu vivo? SERÁ UMA COMPANHIA. Do latim *companis*, aqueles que dividem o pão. Fazemos juntos o banquete.

Pão é um alimento alquímico, um alimento que une todas as gerações e classes sociais. É também um alimento que passa por processos de espera, fermentação e depois se permite ao fogo.

Gosto dessa travessia culinária para explicar o quanto o embrião, mesmo como uma pequenina célula, com sua memória e sabedoria celular, pode gravar aquilo que se passa e aquilo que ele filtra como experiência.

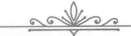 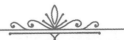

Alessandra Piontelli, em seu livro *Do Feto à Criança*, coloca a história de diversas crianças que são acompanhadas desde o útero até os cinco anos de idade, comprovando e confirmando como a personalidade deles já se manifestava dentro do útero.

Tem um caso muito lindo de gêmeos, em que a menina era superexpansiva, agitada, enquanto seu irmão era tímido e recatado; foram posteriormente observados com as mesmas características na primeira infância. Ela permaneceu líder e cheia de si e ele sempre mais recuado.

Esse exemplo para mim é ESPETACULAR e assim gosto de expandi-lo no contexto homeopático. Imaginem quando tratamos isso no campo energético. Alessandra Piontelli nos diz sobre a personalidade, mas podemos expandir, como seria observar o PADRÃO ENERGÉTICO do bebê dentro do útero?

Qual seria a experiência de estar dentro do útero se alguém fosse o perguntar? Seria de estabilidade ou segurança? - 4 superclasse. Seria de uma necessidade de lutar ou fugir, por isso está se mexendo tanto? - 6 superclasse.

Como não temos recursos para ouvi-lo sozinho, a natureza em sua sabedoria coloca-os em forma de um único circuito e cuidamos dos dois como presente da vida.

Como podemos transformar algo que foi doloroso em experiência? Trauma em trama de vida? Segundo Gabor Maté, especialista mundial em traumas emocionais:

"Trauma não é aquilo que nos aconteceu.

É o que acontece dentro de você diante daquilo que nos aconteceu. "

É uma ferida psíquica, emocional que endurece as nossas defesas e nos deixa com medos por exemplo de relacionar, morrer, assumir compromissos gerando distanciamento, *alienação mental e isolamento.*"

Conflitos: quais os seus perigos?

Manter-se por longo tempo e em silêncio; por isso a importância de se pedir ajuda.

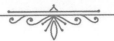

Podemos pensar...

Conflitos de identidade; por exemplo, a mulher que eu sou hoje é capaz de ser mãe? – *Silicea terra*.

Precisarei me moldar ou ser moldada para isso acontecer? – *Alumina*.

Conflitos de relacionamento; como posso me sentir suficientemente ligada ao meu parceiro para construir essa gestação? – *Natrum muriaticum*.

Conflitos de segurança; será que eu tenho todos os recursos financeiros para manter essa nova fase? – *Arsenicum album*.

Qual percepção eu tenho do que é ser mãe, uma esteira de tarefas ou um caminho iniciático?

Todos esses conflitos e tantos outros, se divididos, podem trazer um filtro consciencial para a gestante aproveitar e usufruir melhor da construção de ser mãe. Útero não é só sala de espera, é sala de esperança!

Nossos traumas geralmente podem ser divididos em intrauterinos, na primeira infância e na fase adulta. Por que não pensar em já construir uma relação que seja de menos impactos e mais pactos?

Pano de fundo

– O que você vê nessa mulher?

Eu perguntei para os meus residentes queridos, eles prontamente responderam os sintomas da paciente com uma destreza ímpar.

Em homeopatia, olhamos o que a pessoa vive, como vive e não apenas como sobrevive. Perguntei a eles:

– Ela está feliz com a mulher que ela é e quer ser? Ela gosta de ser a mulher desse homem?

Fizemos então dois recursos terapêuticos para que a mulher se sentisse habitada dentro do seu próprio corpo, dentro da sua própria vida. Usamos com a paciente os recursos de **Erik Erikson, da utilização e do reenquadramento.**

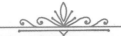

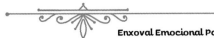
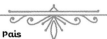

Todas as vezes em que a própria mulher está com dificuldade de achar a sua própria linguagem, que perdeu o seu próprio vocabulário do sentir, eu gosto de usar esses dois recursos.

Na utilização, colocamos o universo da pessoa a seu próprio favor, diminuindo as resistências ao entrar em contato com o seu próprio mundo interno.

Se estamos consultando uma costureira, utilizo o recurso de ela pensar na vida como linhas, como uma arquiteta que olhe quais são seus recursos internos, assim como usa esquadros e compassos, ou como uma dona de casa, que pode assumir as panelas, os desafios de cozinhar doce e salgado ao mesmo tempo?

Linguagem

Acessibilidade para chegar ao coração do outro. Fazer mais pontes e menos muros.

Já no reenquadramento, podemos pensar da seguinte maneira, se ela tivesse todo um contexto diferente, essa situação dela mudaria ou não?

O que se passa nas emoções dela está sendo influenciado pelo meio ou é mais o meio interno que tem propiciado essas reflexões? Por que gosto de pensar tudo isso na consulta e também expandir para o cotidiano?

Já viu que às vezes uma foto bonita pode estar num porta-retrato feio e se mudamos alguns aspectos da forma de ver a vida tudo muda? Às vezes precisamos revelar a foto novamente, porque desbotou, ou quem sabe aquela foto precisa de um novo canto na casa.

Enxergar além do que se vê e de como se vê. Ampliar o olhar, abrir as cortinas, estar diante do próprio espetáculo do viver.

SER A SUA PRÓPRIA PROTAGONISTA.

Essa é mais do que uma gravidez, é uma gest(ação).

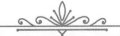
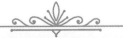

 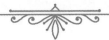

A ocasião não faz o ladrão: revela-o!

"Se o médico pode ter a gestante sob seu cuidado nesse período, deve estar habilitado a selecionar remédios que removam essas contrações irregulares do útero ou preveni-las ao iniciar os trabalhos, quando as dores ainda não são tão violentas.

Sentirá as contrações, mas poderão ser indolores. Pouco antes do parto, as mulheres se inclinam a serem imaginárias, caprichosas e a fazer coisas a seu modo, muito mais do que em outras circunstâncias. A mulher deverá estar sob o tratamento durante toda a gestação ou até mais; esse é um tempo fortuito para tratar-se. Surgem sintomas representativos do seu estado alterado, muito mais do que em qualquer outro período. Se possuem uma constituição psórica, esta poderá estar dormente até o período gestacional – o qual atuará como causa excitante –, quando se destacarão características constitucionais: momento apropriado para o homeopata estudar o caso e dar o remédio constitucionalmente, o qual não somente removerá esses sintomas, como também poderá prepará-la para o parto; igualmente removerá muitos de seus distúrbios de economia, liberando-a para avançar na vida; curada de muitas condições que talvez não tenham aparecido até então, sem que a gravidez as houvesse propiciado. Uma mulher bem informada quanto à homeopatia, submete-se à fornecer tudo ao médico: detalhes, sofrimentos e perturbações que ele possa estudar seu caso. Observações efetuadas durante a gestação deverão ser somadas aos sintomas constitucionais, ou seja, fora desse período, porque são evidências de distúrbios de saúde dessa paciente. Ela é que deve ser tratada e não a doença. Simplesmente, é apenas outra forma de distúrbio ou desordem de sua economia."

(*Lições de Filosofia Homeopática,* James Tyler Kent, p. 421)

"Ela entrou na gestação ou a gestação entrou nela?". Essa foi uma pergunta do meu Professor Mariano Sales, no estágio de Neonatologia, quando observou como havia sido a gestação de uma mulher com depressão.

Será que ela já tinha a depressão e a gestação veio depois. Ou durante a gestação veio e assim a depressão teve espaço para se manifestar?

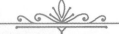 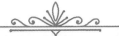

Cada caso é um caso! Mas uma questão que é muito linda quando observamos o aspecto psíquico da gestante é como ela vai dar à luz em algumas semanas, é como se o próprio psiquismo trouxesse questões para serem colocadas à luz, à prova, em xeque.

Não é que aquelas questões existenciais não haviam sido pensadas, mas agora elas tiveram espaço para se aflorarem, DESABROCHAREM!

Sinto que é como se algumas permissões internas se afrouxassem mais e algumas lacunas se abrissem criando espaços de entendimento interior...

Quem eu fui? Quem eu sou? O que esse filho veio me trazer? O que eu quero trazer para esse filho? O que essa doença vem trazer? Quem eu quero ser como mãe?

Nossas caixas de Pandora se abrem, mas como na história, o que permanece é a esperança dentro da caixa.

Atendendo muitas gestantes na época da pandemia, pude perceber a potência que existe na esperança. A esperança suaviza a expressão da vida, trocamos o PESAR pelo APESAR. Apesar dos apesares, do que pode estar acontecendo, eu aceito a leveza.

Uma mulher que a vida inteira pôde esconder alguns conteúdos internos, por exemplo, com a SICOSE, muitas vezes é convidada a sentir-se em algumas situações com o PADRÃO ENERGÉTICO DE SIFÍLIS, precisando destruir algumas questões para construir futuramente outras.

Revelações sobre nós mesmas. Descobertas de partes nossas que ficaram no meio do caminho agora podem ser incluídas e integradas dentro de nós. A menina que sentiu abandono é a mulher que chega ao consultório encontrando a *Pulsatilla*, procurando um colo mais possibilitador. A que se sentiu humilhada, rechaçada por algum motivo, clama por *Staphysagria* e consegue criar dentro de si uma proposta de dignidade pessoal.

A que se sentiu injustiçada, encontra *Nux vomica* e compreende os verdadeiros conceitos de justiça interior. Não é necessário mais se policiar, no sentido de criar polícias e ladrões internos,

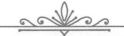
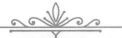

 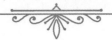

mas sim se educar trazendo à luz o que a dor de ontem pode me ajudar a parir em mim hoje? Ser parteira não é só profissão. É atitude de toda mulher que decide dar à luz a si mesma diante de suas escuridões.

O que é realmente nosso?

Perdas gestacionais – estacionais

Má formações

Desfechos inesperados

Não sei se há dor maior nessa vida que supere a dor de uma mãe que perde seu filho. Essa sempre foi a frase da minha avó, sobre quando perdeu alguns filhos pelos olhos físicos. É o aparente contrafluxo da vida.

Primeiro os pais e depois os filhos, inclusive parece ferir o Princípio da Ordem. Nessas horas o nosso maior conselheiro de consulta é o silêncio, o espaço em que a vida nos traz o inexplicável. Não cabem mais palavras e protocolos.

Segundo Helena Blavastky, no seu livro *A Voz do Silêncio*, somente no silêncio nos tornamos mestres de nós mesmos. Nesse contexto, é de suma importância a postura do médico, reverenciando o tamanho da vida, colocando-se como um servidor daquilo que é possível fazer mantendo a honra de nossos pacientes – em nascimento, em morte e em VIDA.

Cabe abraços e braços

Dentro do abraço cabe a acolhida sem julgamentos, dando o suporte necessário para que o casal sinta o amparo que os ajudarão a semear a vida agora com outros projetos, no tempo que faz a alma deles florescer. Sem pressa, sem pressão.

Com os braços, metaforicamente sugiro que façam um trabalho interior de flexionar e reflexionar para e com a vida. Qual o convite que essa criança que ficou tão pouco tempo trouxe aos nossos

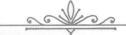 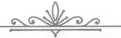

corações? Às vezes grandes professores passam muito rápido, pois as lições já foram aprendidas. Às vezes as lições eram realmente de curto prazo. Nunca vamos saber todas as hipóteses.

Um convite medicamentoso na consulta é observar como a família lida com a PERDA, como já lidou com outras perdas na vida? Com qual ritmo e profundidade essa notícia chegou ao coração de cada um deles? Foi um susto ou a perda já era esperada por conta de um diagnóstico?

Como medicamentos, podemos tomar o caso olhando o TRANSTORNO POR PERDA, e um medicamento de grande auxilio, dentre vários, é *IGNATIA AMARA*.

Abordar a necessidade de que cada um na família poderá estar em um estágio do luto (negação, barganha, raiva, depressão e aceitação, segundo Elisabeth Kubler-Ross) e que nesses momentos essa dor possa ser momento de união do casal e não de afastamento.

Muito importante ressaltar que a forma masculina e feminina de lidar com a perda é muito diferente.

Os homens geralmente podem ficar mais silenciosos, distantes, agressivos ou até mesmo desconectados do essencial da família como fuga da realidade. Nesse momento, é muito importante trazê--los delicadamente para a PRESENÇA, auxiliá-los a estar consigo mesmos e com a parceira.

Para as mulheres, a dor é também visceral, a dor do útero vazio, a necessidade de passar por procedimentos médicos e o encontro com a necessidade de pensar de que forma eu vou me despedir.

Nesses casos, um grande feito é dar um lugar para a criança na família e no coração, pode ser por meio de alguma ritualização de passagem, nome, objetos de reverência ou algum momento em que o casal possa colocar intencionalmente a gratidão pelo bebê através do contato com a natureza, por exemplo.

Não fugir do luto, mas também não ser escravo dele. É necessário preencher-se do que foi para que a despedida seja cheia e abastecida. Em um certo momento, quando as lágrimas já tiveram dado a sua função de limpeza. Podemos dizer com total movimento de reverência e honra: "Querido bebê, em homenagem a você faremos nossa vida valer a pena. *Em nosso coração você sempre terá um lugar de amor, afeto e esperança".*

Não é sobre estacionar no sofrimento, e sim encontrar outras estações dentro de nós.

O programa é ajudar as mulheres

Em uma terça-feira ensolarada e em meio a muitas surpresas, fui recebida já na Unidade de Saúde em uma cidade do interior de Minas com uma ligação:

– Dr.ª Lívia, qual é o lugar em que a homeopatia pode estar?

A meu ver, o mais importante não é nem o espaço externo, mas sim o interno. Já atendi padres, prefeitos, juízes, mas sobretudo sempre pessoas comuns. Todas as pessoas têm dores, e por isso somos tão comuns. Mas esse lugar, para mim, para o resto da minha vida, havia me marcado.

Uma moça nova, como se diz socialmente, garota de programa, acabava de perder o seu bebê por sífilis. Havia se negado ao tratamento obstétrico e, apesar de terem sido feitas todas as buscas, ela perdeu o bebê.

Fui chamada então para fazer a consulta in loco, "na casa do sexo". Ela tinha vergonha de comparecer à Unidade de Saúde e então disse:

– Se ela não vem. Eu vou!

Entrei no recinto e não falei nada, ela começou a simplesmente chorar. O lugar do não dito, dito tudo. Dei espera ao silêncio, e depois ela me olhou nos olhos pedindo colo.

Peguei o rosto dela e deitei no colo como quem recebia uma criança.

Ela perdeu a criança logo após uns minutos de vida, mas ali também retornava a sua criança interior ferida. Abandonada. Jogada. Adoecida. De um luto nasce uma luta. Perdeu a vontade de permanecer naquela rota com a sua sexualidade. Quando tirou as suas vendas, não quis se colocar mais à venda.

Conversei com ela, despindo-me de qualquer moralismo sobre como ela poderia enfrentar esse luto. Quem sabe não seria um novo convite de ser mulher de uma nova forma? Muitas questões além do bebê morriam, mas outras nasciam!

Ela, naquele momento, decide viver uma outra maneira de ser mulher. Desiste da profissão de oferecer o corpo. Decide ofertar para si mesma outro emprego, outra moradia para o corpo e para a alma. Tudo pediria tempo, energia, mas sobretudo persistência.

O medicamento foi *Syphillinum*, medo de tudo, insônia, uma quase impossibilidade de se concentrar em algo que não fosse a sua dor e as feridas ulcerosas. As feridas abertas, profundas, foram como um vaso para se plantar uma nova vida. Do pus ao posso.

Mudou sua vida depois da perda neonatal, dando um lugar de honra a esse bebê que fez sua vida cada vez mais valer a pena. Renascer.

Eu sou a luz do mundo

Caso de *Aurum metallicum*

O que você é como mulher contribuirá para o que você será como mãe. É totalmente impossível dissociar esse transbordar da vida. Mas quem sabe outra vida ainda não te gere mais vida?

Nessa frase eu não te convido à dependência de outro ser para preencher os seus buracos, mas diante desse caso que eu vou lhes contar como um NOVO SER te convida a SER NOVA, SER DIFERENTE.

Era uma gestante de 16 semanas que dizia que queria morrer.

– Eu não quero mais viver, Dr.ª, mas por mim mesmo, não vejo mais o porquê estou aqui nesta Terra. Só que ao mesmo tempo estou grávida e não quero fazer nada contra esse bebê.

Dizia a ela a ALQUIMIA da vida de transformar CHUMBO EM OURO. Transformar fato em experiência. Corre-corre em aprendizado. Quem sabe transformar nossa seiva bruta à elaborada.

Dentro dessas elaborações e elocubrações do que se chama VIVER, fomos em um mergulho muito profundo ao seu próprio feminino. Sua briga interior era a de que o parceiro não lhe dava o essencial. Mas será que ela mesma se dava o essencial VALOR?

Aqui, ressalto a importância da VISUALIZAÇÃO CRIATIVA PARA GESTANTES. Imaginar outro cenário, tempo e pessoas ajuda muito a reenquadrar dor em prazer, autocríticas em amor-próprio.

Ela fechava os olhos físicos e abria os da alma, percebendo uma menina, a sua menina com um vestidinho vermelho e que entregaria um pequeno bilhete. Dentro desse bilhete, uma fórmula para se amar mais de maneira sintética. Ali estava escrito a palavra PRESENÇA. Nem ontem nem amanhã. A palavra mais convidativa para uma gestante: o hoje, as 16 semanas. Amanhã: 16 sem + 1 dia. Mas, por enquanto, isto: 16 semanas.

Dentro da sua menina, morava um ouro muito grande. A pequena ensinava a grande a viver algo GRANDIOSO. A valorização das vidas. E à medida que ela mesmo ia se dando as curas, os colos, a menina que ela foi um dia dava à luz a mulher do hoje.

Ao encontrar o seu ouro interior, tornou-se mais potente e menos dependente.

Quando nos conhecemos de novo o nosso Valor, Re-LUZIMOS. Damos a nossa luz ao mundo no parto e na vida.

Meditação é medicação!

Em tudo podemos meditar. Seja na hora de sentar e fechar os olhos. Seja na hora de cozinhar ou até mesmo transar. Seja na hora do Seja!

Em todos os momentos a vida nos pede presença e quem a vida dá o presente, vários presentes a vida nos dá.

A meditação para conceber, gestar, parir e nutrir traz a intenção do alinhamento, o lugar do silêncio, da escuta mais pura que podemos ter e da formação de novos quadros mentais e energéticos.

Queremos ter uma criança e escutar as suas necessidades? Então, quem sabe não seja hora de assentar a alma e escutar as próprias necessidades inclusive espirituais.

Há quem se preocupe com o tempo de minutos ou a melhor postura para realizar. Vários estudos te dirão de fazer mais de 20 minutos, de estar em postura ereta e de fechar os olhos e não pensar em nada.

Acredito em todas essas técnicas, principalmente quando a mulher consegue se reconhecer no lugar da própria curadora, aquela que ao fechar os olhos, abre o seu ajna, o seu terceiro olho, para criarmos uma sintonia pura, inclusive com a sua autocompaixão.

Existe um lugar de colo interno, que somente nós mesmas podemos nos dar. Não esperar isso de terapeuta, do seu marido ou da sua manicure é postura de autorresponsabilidade.

Meditação traz o jejum e o banquete ao mesmo tempo para si mesmo. Quando eu mesma faço por mim, eu crio maturidade e não mais dependo do outro. A bússola fica na minha mão e assim eu posso caminhar com as minhas próprias pernas.

Não espere o tapete perfeito, o horário perfeito ou a respiração perfeita. Esteja disposta. Posta para si. Escutar a própria energia e fazer dela a usina de nossa própria fertilidade é um caminho de educar-se e alinhar-se ao tudo e ao TODO.

Meditar é medicar-se.

Mediar-se.

Mediar com o ALTO e encontrar o AUTO.

Encontrar o seu caminho do meio sem tanto rodeio.

Escolha espiritual do parceiro

Somos escolhidas? Escolhemos ou a vida escolhe por nós? Alguns afirmam categoricamente que escolheram e foram escolhidas.

Creio em algo maior. Não é o casal que escolhe a vida. A vida que escolhe o casal.

De acordo com a nossa temática interna de necessidade, atraímos a maior escola em termos de parceria.

A vida escolhe para alguns a necessidade de escrever a lápis, para outros, lapiseira.

Todos merecemos o amor, disso não me resta dúvida. Mas o amor se apresenta não da forma como QUEREMOS, e sim como PRECISAMOS.

Lembro-me de uma história bem engraçada em um dia super-comum, em que eu estava tomando sorvete com a minha avó. Chegou uma amiga dela com o marido e ela dizia dos seus anos de casamento, de sua família construída, de seus sonhos realizados.

Minha avó, logo que ela saiu, me perguntou:

– Fia, sabe o que eu dei para ela de casamento? Um filtro!

Eu ri e disse

– Sério, vó?

– Sim! Eu achava que não ia durar muito, então dei um presente simples.

Minha avó sempre foi muito generosa, mas naquele contexto quis ouvir sua intuição e não investiu muito no presente, pois não botava fé no que via. Todavia, foi surpreendida! Ela disse assim depois:

– Tá vendo? O amor é cheio de surpresas!

Enquanto terminava o sorvete, eu fiquei pensando na sabedoria de minha avó com a metáfora do filtro. Formar uma nova família pede de nós filtragem. O que vamos levar de valores de nosso sistema? O que nosso parceiro vai levar? O que vamos querer construir juntos e o que vamos querer deixar para trás?

Filtro também dentro de mim as dependências, as necessidades infantis por mim acreditadas como não atendidas, e assim verdadeiramente caminhamos para primeiramente um relacionamento profundo consigo e depois que convida o outro a banquetear.

Primeiro o self-service.

Depois a vida me permite o **à** la carte.

Figura 3 – Campo energético e espiritual do casal

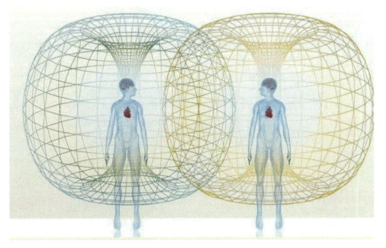

Fonte: Love Therapy – Francesco Mazzarini

Tantra

Quem bebe água do mar, cada vez sente mais sede.
Quem bebe e oferece de suas águas profundas, permanece saciado.

Talvez com essas duas frases eu poderia definir a diferença entre a vivência de uma sexualidade sem propósito e intenção daquela que realmente se conecta consigo, com o outro e com o Cosmos.

O Tantra Branco surge na Índia e é passado de geração a geração como uma preciosidade que combina posturas corporais (asanas, kriyas e mudras), sons (mantras) e respiração consciente (pranayamas), que abrem os canais de comunicação entre mente e corpo. É capaz de limpar e liberar padrões e crenças mentais de culpa, medo e obsessões.

Pode ser associado de maneira sensacional com o pompoarismo, criando desde a base dos chakras inferiores, uma força motriz para a condução energética entre o casal.

Como se diz na sabedoria popular, sexo não precisa de muita explicação. Quem já fez, sabe! Quem não fez, as palavras serão insuficientes. Pode ser engraçada essa frase, mas muito verdadeira. E aqui o convite é que realmente conheçam outras formas de toque, energia, de propósito com o sexo.

Quero aqui trazer a importância de o casal não se esquecer um do outro e depois de tantos compromissos assumidos com trabalho e filhos.

Uma mulher nutre o homem pelo **corpo MANOMAYA** — no campo mental — e é por isso que os sábios políticos sabem disso e sempre escolhem mulheres que têm ampla intuição e amorosidade. A mulher bem intuída e conectada com a sua autoestima e espiritualidade nutre o relacionamento e é capaz de produzir maravilhas com o seu parceiro.

O homem, por sua vez, fica onde tem paz e a mulher fica onde sente segurança. Ambos criam uma atmosfera em que a VIDA, a fertilidade e a alegria podem acontecer e todos ganham com o amor deles.

Chamamos esse tipo de amor de **AMOR BÚDICO**. Eu ganho, você ganha, nós ganhamos juntos e a humanidade também ganha com o nosso amor. Talvez esse seja um dos maiores presentes do Tantra, oferecer juntos um terreno de plantio sadio em que não se vê invasão nem vazio, há vazão de tesão e do que é são.

A metade da laranja?

De tudo, ao meu Amor serei atento
Antes, e com tal zelo, e sempre, e tanto
Que em face do maior encanto
Dele se encante mais meu pensamento....
Que eu possa dizer do Amor (que tive)
Que não seja imortal, posto que é chama
Mas que seja infinito enquanto dure.

(Soneto de Fidelidade — Vinicius de Moraes)

Atento: talvez uma das grandes características do amor

Então, te pergunto: onde tem morado a sua atenção e sua intenção? Quero dizer aqui do casamento e da fidelidade que precisamos ter a nós mesmas enquanto mulheres.

Com as nossas parcerias também, mas se não há parceria íntima consigo, não tem como transbordar essa parceria para o outro.

Quero te convidar, com esse poema, a refletir sobre a palavra mais importante de todas: **ATENTO**! - Você tem dado atenção a você? Tem sido fiel a você? Quando falo que temos um casamento interior, me refiro a nossas polaridades energéticas e ao quanto podemos usar isso a nosso favor.

Aqui, não se trata dos estudos de gênero, mas sim do nosso próprio campo energético que cada um de nós temos associado a tudo mais na natureza, a energia YIN e YANG, um princípio cósmico que nasce na sabedoria milenar chinesa, mas que podemos observar em absolutamente tudo.

Yin: negativo, passivo, feminino, frio, escuro.

Yang: positivo, ativo, masculino, claro e seco.

As duas forças são complementares e juntas formam dentro de nós a nossa unidade, retroalimentando-se e complementando-se.

O que isso tem a ver com preparar-se para engravidar? Tudo! Ao mesmo tempo em que convido as pacientes a estimularem a sua energia YIN de autocuidado, encontro com a beleza da vida, busca profunda pelo sentir. Convido-as também que busquem melhorar a alimentação ativamente, a fazer exercício físico e realmente tomar decisões importantes.

Tudo é equilíbrio! Uma mulher que fica somente olhando para a sua polaridade YIN geralmente está conectada com a beleza, mas ao mesmo tempo, se não toma atitudes, fica indecisa e dependente.

Uma mulher que somente foca no YANG, na profissão, na meta e na execução, não consegue ter tanta conexão com o parceiro, pois não consegue estar receptiva para aquilo que ele traz.

Eis ai o matrimônio interno! Quando estamos com as nossas metades unificadas dentro de nós, tendemos a procurar parceiros também com as suas polaridades mais equilibradas.

O homem que está com seu YIN harmonizado com seu YANG consegue ser um homem decidido, porém ser sem rude. Quando ambos se encontram, não dividem suas faltas, transbordam suas potencialidades, trazem juntos o melhor de si, como um extrato para a vida.

Sexualidade e gestação

Parece que estou casado com outra pessoa, mas ao mesmo tempo é a mesma pessoa.

Essa frase eu recebi de um parceiro de uma gestante durante o pré-natal homeopático e ele dizia que estranhava a queda da libido da mulher quando iniciou a gestação. Será que ela não mais me desejava, estava cansada ou excessivamente preocupada com o bebê?

Conversávamos sobre os mitos, tabus e modificações corporais, hormonais e também energéticas que a sua parceira estava passando e eu termino dizendo:

– Tudo pode mudar se vocês quiserem que mude.

Quantas vezes os casais são convidados a se reencontrarem de novo durante o mesmo relacionamento... Como as estações da natureza... A nossa natureza!

O que precisamos despir como outono que não seja só a roupa para que eu te enxergue agora nessa sua nova forma de totalidade? O que precisamos fazer florescer com beleza e delicadeza em nossa comunicação? O que precisamos ensolarar, trazendo luz, e não só atrito e calor, durante a relação sexual? O que precisamos de maior intimidade como o convite que o inverno nos faz?

Libido não é só a energia para a sexualidade, mas energia de VIDA! Como anda a sua criatividade e vontade de viver para si mesma? Pergunto a cada um e depois para o casal. Como tem destinado o tempo de vocês?

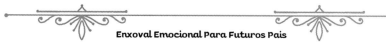

Gosto muito de abordar com eles nesse momento as linguagens do amor, de Gary Chapman.

Você sabe a sua linguagem de amor no sexo?

– **Tempo de qualidade.** Ter muito tempo junto nem sempre quer dizer que é um tempo de qualidade. Me recordo aqui de Khalil Gibran: "Permaneçam juntos, mas não perto demais, pois os pilares do templo estão separados, e o carvalho e o cipreste não crescem um na sombra do outro".

Quais são os seus pilares de relacionamento com você mesma? Tem tido tempo de qualidade de forma a fortalecer você como indivíduo, para depois fortalecer com o parceiro? O tempo do casal não pode ser baseado no tempo chronos, do relógio, que tanto nos engole e nos volta para a lógica. Quantas vezes, quando estamos em casal, horas parecem minutos e minutos de silêncio parecem horas?

– **Palavras de afirmação.** O que te afirmas durante o sexo pode ser uma profecia, já dizia o tantra.

Palavra tem força e poder e o que te dizes tem grande poder de manifestar durante esse momento tão sagrado e profundo.

Elogiar verdadeiramente o parceiro e elevar a relação a um lugar espiritual por meio das palavras e vibrações pode ser um caminho de consolidar e criar ainda mais "cola" no casal. O que vocês constroem juntos como casal é único e fecha um circuito de luz entre os dois.

– **Atos de serviço e toque.** Saber agradar, mas também saber ser agradada é se colocar como mulher. Saber o que se gosta, como se gosta e comunicar ao parceiro é construir cada vez mais intimidade.

Ressalto aqui: não só o poder da pele quando falamos de toque como um dos maiores órgãos do corpo humano e totalmente interconectado ao sistema do prazer, mas também o cheiro. O cheiro nos traz a essência mais profunda da nossa primitividade e encontro com o nosso feminino e masculino selvagem quando nos lembramos de que a primeira memória feita no nosso cérebro é a olfativa. Podemos lembrar dos feromônios e do seu alto grau de conexão com a ocitocina, hormônio criador do vínculo. Gostamos de estar cheirosas com um bom perfume Lâncome, mas nunca se esqueça do seu verdadeiro cheiro.

Quantos homens não se apaixonam pela mulher depois de ela jogar vôlei ou quando voltam da academia? O que quero trazer aqui é o retorno à nossa essência, perfume interno e da alma, para o nosso mais natural.

Certeiros são os nordestinos quando dizem, ao se despedirem: vem cá para eu te dar um cheiro! Quanta sensualidade há nisso! Quanto convite à intimidade.

Eis uma sabedoria feminina: mudar todo dia e em algumas coisas permanecer a mesma essência! É um grande convite a erotizar a relação.

Amanhã eu não sei se serei mais a mesma, e nessa dúvida fica o convite para você ficar! Casamos com pessoas diferentes mesmo que pareçam as mesmas.

Sentidoras sentirão

O que você precisa não é parar de amar, e sim parar de idealizar.

Essa frase me veio durante uma consulta em que a gestante muito reclamava do parceiro. Re-clamar, é clamar várias vezes e chamar aquilo que não quero como um eco do que gritamos em uma caverna.

Ele não era mais aquilo que eu me apaixonei, eu mudei ou ele mudou? Ou nós mudamos? Nessas horas me vem Lulu Santos: "nada do que foi será... de novo de um jeito que já foi um dia...", não no sentido negativo de que a paixão, o fogo e a entrega não podem mais ser os mesmos, mas quem sabe não pode ser inclusive melhor, mais maduro e, portanto, mais doce.

Quando digo que o lugar do sentir é o lugar do viver, convido a presença. O que te sentes agora? Nesse exato momento?

Sua gestação está hoje de 26 semanas e 1 dia, esse dia é único e irretornável. Por isso pode chorar, pode rir, pode se emocionar.

Acho engraçado o quanto que muitas vezes precisamos dessa autovalidação dizendo: "Sim, eu posso sentir, posso ser vulnerável".

Ela volta para casa e diz aceitar o homem real, o homem comum e por isso extraordinário. Se eu aceito o que vem de mim, eu também permito espaço para o que vem do outro. O espaço do sentir é o espaço do sabor.

QR Code — Live Mulheres que amam demais

Eu sinto muito

— Você não imagina quantas manobras eu tenho que criar para conseguir que meu marido me ajude a lavar a louça. Eu não posso colocar um bilhete, senão ele acha que sou mandona, eu não posso pedir ajuda para minha sogra, senão ele diz que estou expondo o nosso relacionamento fora de casa.

E assim eu disse:

— E como você faz para dividir as louças?

Ela disse:

— Eu tenho que ser cada vez de uma forma. Mas às vezes eu simplesmente digo "amanhã eu conto com você" e não sei dizer mais nada, sinto muito!

Trabalhamos longamente essa expressão, "sinto muito", tão cheia de ambiguidades. Igual a alma feminina!

Eu sinto muito significa para quem quer entender mais a alma feminina: eu realmente não estou aguentando mais, estou sobrecarregada, preciso de ajuda, preciso que você enxergue as necessidades de nossa família e também assuma um lugar de PERTENCIMENTO, de participação!

Ou também nesse lugar do sinto muito, podemos colocar como: eu gosto de sentir muito. Esse foi o grande convite nessa consulta, convidei que essa gestante fechasse os olhos e realmente sentisse muito.

Sentir é um portal da vida. Igual você também será no parto. Sentir é caminho de cura, e precisamos abrir as portas para que realmente possamos dar a nós mesmas essa permissão.

Com quem você gostaria de sentir a vida a partir de agora? A gestante de 16 semanas ressignificaria nesse momento a sua relação com a sua mãe. Eu sinto que minha mãe poderia fazer mais por mim... Ela me exige tanto eu ser uma mulher mais arrumada, mas isso não sou eu... E assim entramos sempre em duelo.

O duelo com o marido não era o primeiro que ocorria em seu coração. Eu convidei ela então que imaginasse a sua mãe sentada do seu lado, não mais sentada de frente como se fosse um duelo e diria:

— **Querida mamãe! Eu desisto do duelo, quero agora com você o ELO.**

Quando disse, seus olhos marejavam, como quem sentia verdadeiramente que agora podia caber a mãe e depois se tornar mãe. Se tornar uma mulher mais preenchida que por dentro do seu coração iria caber mais uma mulher.

— **Querida mamãe, eu aprendo com você como tomar a sua vaidade positiva, me arrumar para mim e para meu marido com alegria e leveza.**

O enjoo que antes pareciam tão biológicos, tratado com Ipecacuanha, era na verdade uma dificuldade de deglutir os desafios.

Não se engole a mãe, o marido, as dificuldades. O convite é saborear com a vida.

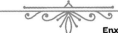 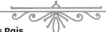

Nem xeque. Nem mate. Muito menos xeque-mate

O marido dizia:

— Ela não come.

Não como um lugar de cuidado, mas sim de acusação. Nesses casos em que chumbo trocado dói, é necessário saber a hora de parar. Como interromper um enlaçar que não tem florescido mais? Insistir pelo bebê? Uma criança seria o motivo de continuar um casamento em que para ambos não havia troca valorosa?

O pai saiu da consulta no meio, logo quando terminávamos de ouvir o coração do bebê e eu disse à mãe.

— O que faz o seu coração ainda pulsar por esse homem?

Ali eu queria verificar quão tênue estava sendo a ligação deles...

Ela disse um puro, puto e duro:

— NADA! Nada mais me liga a ele...

Eu delicadamente disse:

— Será? Nada mesmo?

Ela refletiu olhou para a barriga e disse:

— O nosso filho ainda nos liga.

Juntas tecíamos um importante pensamento. Ela queria ele como pai, mas não o queria mais como homem, como parceiro. Então eu disse:

— Você permite que ele seja o pai? Você dá esse espaço a ele?

Homem e pai eram "pessoas" diferentes mesmo que fosse o mesmo Raul. Ela me olhou nos olhos e disse:

— Deixarei ele ser pai. Mas não o quero mais como parceiro, pois me sinto sempre em um tribunal prestando contas.

Veio então na mesma hora uma frase no meu coração: nem xeque, nem mate, muito menos xeque-mate. O que isso significaria? Era preciso abandonar as brigas por dinheiro, por violência e estruturas de poder sobre quem manda mais, quem obedece menos.

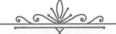 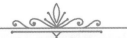

Não era mais sobre amar o poder, controlar o outro. Era sobre o poder de amar como possível. É possível preencher-se daquilo que aquela relação foi possível e se despedir em paz? Algumas relações são da paz. Outras são da pá. Pedem de nós trabalho íntimo, espera, ação... e um dia outras colheitas viriam.

A partir dessa conversa, ela deixava ele participar do pré-natal como pai, com o combinado respeitoso de ver o bebê, foi novamente como uma pequena planta que foi nascendo de novo...

O bebê não tem a tarefa de ser a cola dos pais, mas ali eles puderem ter a oportunidade de se enxergarem diferente. Talvez como amigos, como pais, pudesse ser mais leves do que como inimigos.

Despedir-se da relação de cônjuge em paz foi aos poucos construindo uma forma de ser pai e mãe mais leve e profunda.

Quem tem pai, tem paz.

Pai: a lei em nós

Uma das grandes perguntas que eu sempre recebo no pré-natal com o parceiro era:

— Mas eu ainda não sei ser pai.

Como se tivesse uma cartilha definida, um protocolo a ser seguido. E eu simplesmente digo:

— Olha para o teu pai. Toma dentro do seu coração o que você quer despedir e o que quer pedir do masculino dele... Sem crítica, sem medo, sem julgamento.

Não há escolas, mas existem escolhas. Nós mulheres recebemos desde novas casinhas, fogãozinhos, bonecas, incentivando-nos a estarmos preenchidas do lar enquanto os homens recebem carrinhos, aviões e ônibus, incentivando-os à liberdade.

O "treino e o jogo" de ser pai acontecerão mais na realidade, no se fazer presente, que faz TOTAL DIFERENÇA.

Trocar o **autoritarismo** das antigas gerações pela **AUTORIDADE MORAL** é um caminho de muita realização interior...

Fazer esse movimento pede do homem uma nova reavaliação de si mesmo, de seus valores e de sua posição social.

O homem quando ocupa esse lugar de trazer valor à família entende que sua contribuição não é somente a de provedor de recursos materiais.

Sua COLABORAÇÃO – Labor JUNTO – vem de um lugar genuíno e de desconstrução de preconceitos importantes de que homem pode lavar vasilhas, pode chorar, pode ser ele mesmo em suas fortalezas e vulnerabilidades.

Os braços fortes constroem uma casa.

Os laços fortes constroem um lar.

QR Code – Live Fases do pai

Adoção

A gestação fora do útero – *Magnesia carbonica*

Era uma menina de oito anos que fora adotada junto com o irmão por uma família de posses. Chegava à consulta homeopática brincando de rodar a bolsinha. Ela rodava a bolsa várias vezes até ficar presa no próprio dedo indicador por diversas vezes.

Aquilo me chamava a atenção, pois era extremamente raro, estranho e peculiar. Repetitivo. E então, nesses momentos o meu coração pulsa dizendo: SINTOMA!

Ela tinha uma desobediência aparentemente muito obediente. O que eu quero dizer com isso? Para o sistema que a acolheu com a adoção, todas as suas regras internas de nada valiam e então ela sempre era tida como rebelde. Mas para o seu sistema de origem, sua família inicial, suas leis eram as mais puras. **Como lidar com tantas diferenças?**

Na hora me veio o exemplo da natureza, sempre tão esclarecedor para as crianças.

Você é cachorrinha, filha de cachorrinha com cachorrinho e agora mora na família dos gatos. Não dá para imitá-los, mas dá para conviver com alegria.

Todas as vezes que queremos nos moldar para pertencer, perdemos a nossa essência e o nosso latido e latência para a vida. A menina sorriu para mim e parou de rodar a bolsa.

A mãe adotiva estranhou e sussurrava:

– A mãe biológica dela era garota de programa e ela, sem saber disso, adora essa bolsa. Só agora me dei conta dessa repetição.

Eu disse:

– Ela sabe a bagagem que tem.

Dentro do nosso coração, se há respeito, todos cabem e festejam. Conversei com a mãe adotiva sobre a postura de ajuda não ser de salvação. Ajudar os filhos adotivos sem achar que são super--heróis. Ser pai e mãe precisa estar no lugar de pessoas comuns.

– Que tal você mesma, como mãe adotiva, dar um lugar de gratidão no seu coração à mãe biológica? Vê-la olhos nos olhos com toda a sua potência, ver que a renúncia pelos filhos pode ter sido algo difícil, grandioso e até mesmo necessário pelas condições que ela carregava, mas que hoje para você pode ser um presente.

Não dá para querer apagar com uma borracha mágica tudo o que foi construído antes de eles chegarem na adoção. Não podemos anular a família que trouxe essa criança ao mundo e também não seria justo. O barro com a água na medida certa foi o que permitiu a construção desse vaso chamado criança.

Segundo Marcy Axness, no livro *Pareting for Peace*, adotar é tirar proveito de algo que saiu dos trilhos... e quem sabe agora viajar todos juntos...

Irmãos não nascem de fora para dentro, nascem de dentro para fora

Um dia desses muito comuns, que trazem logo dentro de si o extraordinário, atendi uma gestante que era da zona rural de Sacramento e que trazia nos braços o seu primogênito. Era uma criança deficiente visual que me fez enxergar as coisas de uma forma muito mais ampliada.

Começávamos o pré-natal e ela dizia dos medos conscientes e inconscientes de que o segundo filho também pudesse trazer alguma questão de má formação.

Eu delicadamente trouxe a ela:

– O que é realmente uma má formação?

Ela olhou profundamente nos meus olhos e disse:

– Verdade! Todos nós temos uma má formação. Só que algumas mais evidentes e outras menos.

Tecíamos juntas a coragem de receber quem realmente a criança pudesse ser. Quando fui convidá-la para fazer o exame físico e escutarmos os batimentos cardíacos do bebê, o irmãozinho que tinha deficiência visual disse uma frase muito preciosa, que muito me emocionou:

– Oh, médica, eu quero ver a minha irmã!

Acariciava a barriga da mãe enquanto ouvíamos o coração de ambos baterem para construírem VÍNCULO. Vínculo PULSA, quando ele diz:

– EU VI ELA!

Viu com olhos de infinitude. Ele sorria como quem ENXERGA O ESSENCIAL DA VIDA.

Movimento de amor interrompido. O caminho natural do amor naturalmente é a construção dos vínculos, mas por algum motivo interno ou externo esse fluxo como a correnteza de um rio pode tomar rotas diferenciadas.

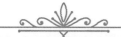 

 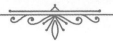

Por conta de uma internação inesperada, adoecimento de um familiar ou a chegada de um irmão, por exemplo, aquela criança SENTE que o fluxo que vinha dos pais agora não banha o seu coração e se sente seca. Se não observada, essa criança cresce e prossegue adulta, mas com feridas profundas infantis.

Fica em seu coração a sensação interna de injustiça, abandono, rejeição, humilhação, traição por não ter conseguido perceber o amor dos pais de acordo com o que era possível. **Nasce aqui e pode se cristalizar a EXIGÊNCIA, A CARÊNCIA.**

Eu queria ter recebido mais e da minha maneira. Dessa forma, às vezes mesmo mais velhos precisamos voltar nas feridas de quando novos e nos permitir cicatrizar. Volte àquilo que pode ser com profundo respeito ao seu destino e ao destino de seus pais. Reconcilie-se com a realidade. Receba o que é possível e o que não foi possível agora você mesmo pode se dar.

Medicamentos homeopáticos

Para a construção dos irmãos, a *Pulsatilla* poderá ser um recurso muito precioso para ajudar a criança a reconhecer o amor dos pais, se preencher desse colo e sentir que não é porque chegou um novo passarinho no ninho que ele está sozinho.

Outra medicação muito valiosa nesse contexto é *Hyosciamus niger*, que trabalhará o sentimento de ciúmes e o pano de fundo da posse pelos pais. Nossos pais são grandes presentes da vida para nós e nós para eles.

Mas não podemos construir esse relacionamento na base da posse, ESTAMOS COM ELES, somos feitos a partir de sua matéria--prima, mas somos sujeitos também construtores do nosso destino e, para isso, podemos construir relações com base mais na confiança do que no ciúme.

Natrum muriaticum pode ser usado no contexto de TRANS-TORNOS POR SEPARAÇÃO, quando a criança tem uma sensação interna de seu padrão energético de ter sido separada dos pais pelo

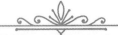 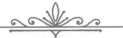

irmão ou, por exemplo, em contextos em que a mãe fica muito tempo internada e precisa estar mais ausente de casa e o primogênito sente-se separado da família.

Irmãos foram feitos para brincar. Em muitos casos, quando os pais precisam trabalhar, os irmãos mais velhos tomam esse lugar de pais por um tempo, mas é bem importante que isso não seja contínuo e que a postura interna desse irmão cuidador seja de irmão e não de paternalização, a fim de não sobrecarregar a criança.

Segundo o livro *Irmãs e Irmãos*, de Karl Konig, as crianças têm um padrão de comportamento quando vão chegar em sua ordem. Claro que sabemos da individualidade de cada um, mas esse estudo pode muito ajudar em como socialmente as crianças tendem a se comportar.

Primeiro filho – tenta conquistar o mundo.

Segundo filho – procura viver em harmonia com o mundo.

Terceiro filho – esquiva-se ou revoluciona o mundo.

O primeiro filho é a representação do Deus romano JANUS, aquele que dá início, que inicia a celebração do amor dos pais. Geralmente, é o filho que se banha do início do amor dos pais, recebe muito de suas construções, mas também dos seus testes. Têm grande tendência a serem muito responsáveis e tradicionalistas, para manterem a forma como os pais sempre construíram.

Enquanto o primeiro filho é o defensor do passado, o segundo é o demolidor das convenções. Impulsionador, geralmente tem uma tendência a ser quem traz as novidades para o sistema. Práticos, decididos, geralmente poetas.

Geralmente, o segundo filho pode passar por convites internos de muito autoconhecimento: não sou o mais velho, o mais responsável, mas também não sou o caçulinha da mamãe. Com isso, tem uma grande tendência a serem BUSCADORES ATIVOS DA VIDA E DE SI MESMOS. Arquétipo da ARTEMIS, irmã de Apolo na mitologia grega, divulgadora da alma humana.

Terceiro filho, o caçula, aquele que recebe muito porque os pais já "treinaram" muito nos irmãos e agora podem estar em uma fase de vida de usufruírem mais. Deus grego HÉLIO, aquele que tem a oportunidade de conduzir a carruagem da família de uma outra forma.

Cada filho, um tempo. Uma busca. Uma história em que escolhemos juntos navegar.

Obediente? Às vezes!

— Olha como você é obediente...

Eu tentando incentivar um pequeno garotinho que participava e não somente aguardava sua mãe nas consultas de pré-natal.

Ele disse:

— Às vezes.

Ri muito internamente. Quanta sabedoria há nas crianças! Dei um papel para ele desenhar livremente e ele começou a desenhar na própria mão e para a própria mãe. Ele me olhava como quem queria fazer algo diferente do habitual. Criativo. Ativo. Provocativo.

Ele disse em tom firme, seguro e ao mesmo tempo amoroso:

— É aqui que eu gosto de desenhar porque é o lugar que eu seguro a minha mãe.

Mãos e mães. Apertos. Consertos. Acertos. Coisas de irmãos. Lugar que nenhum amor é em vão.

Como preparar o primogênito para a chegada do irmão?

(Aprendizados que tive com Dr.ª Glaúcia Galvão – Canguru do Hospital Odete Valadares)

— Lembrar que o ciúme da criança é como uma forma de fidelidade de amor aos pais, como se dissessem: Papai e mamãe, vocês são os meus maiores presentes, tenho medo de perder o amor de vocês, por isso eu faço protesto com quem chega marcando o meu território e se necessário for, eu até faço a REGRESSÃO DO COMPORTAMENTO para que chame a atenção de vocês.

– Relembrar que irmão não é perda e sim ganhos! Cada um terá um espaço no coração dos pais e que um lugar não anula o outro.

– Ensinar a criança a acolher o irmão, mas sem ser "goela a baixo", irmão se recebe e não se engole.

– Visitar a mãe o mais breve que for possível no hospital, procurando não deixar a criança muitas horas ou dias sem notícias ou sem a presença física, o que pode causar situações de bastante angústia, raiva ou abandono.

– Uma orientação interessante é colocar o primogênito no colo da mãe sentada, encostando coração com coração, e não somente a barriga, pois eles sentem a barriga como uma separação física, há alguém entre nós que nos atrapalha?

– A mãe pode estar com os braços livres para chegar abraçando o primogênito enquanto o pai carrega o bebê que acabou de nascer, demonstrando maior disponibilidade afetiva.

– O lugar da criança é de criança e não de adultização, lotado de tarefas e responsabilidades pelo bebê.

– Pode-se escrever um cartão ou um presente de um irmão para o outro, a fim de começar uma relação mais leve e prazerosa.

QR Code – Live Harmonia entre irmãos

Parir

Para-choque do sucesso

Quando eu nasci, filha do meio, recheio do biscoito, todos da minha família iriam para uma festa. Gosto de dizer para minha mãe que a festa dela fui eu e por isso gosto de animar os ambientes. Mas antes disso, bem pela manhã, alguém havia batido no carro do meu pai. O lugar do inesperado, da surpresa, do susto batia no coração da minha mãe, grávida de 38 semanas, e isso acabou contribuindo para a minha chegada IMPACTANTE no mundo. Risos.

Desde que isso aconteceu, ganhei do meu avô o apelido de para-choque do sucesso, por conta do trauma do para-choque e do sucesso que a banda paralamas do sucesso faziam desde aquela época.

Ali havia uma profecia, um presente que meu avô colocava nas palavras e nas suas vibrações. Ele desejava que eu já chegasse na vida com o sucesso.

Nossos avós trazem consigo um poder de conectar gerações, de ressignificar o cotidiano em magia, de transcender a dor em sabedoria. Muitas vezes também cheios de dores, de anseios, de dúvidas, eles chegam no consultório para conhecerem seus netos, se atualizarem, e depois muitos ajudam quando os pais precisam trabalhar.

Eles trazem no olhar um ar de águia que muito vê, apesar da pele com os pés de galinha. Alguns têm um gosto pelas pequenas transgressões: dar o pirulito que o pai não deixou, o picolé que a mãe não deu...

O neto que se parece com o filho, para os avós, pode ser uma ressignificação da relação com os próprios filhos. Como se olhassem aquela criança nos olhos e vissem várias gerações. Vê o neto. Vê o filho. Vê novas oportunidades de escrever a própria história. Eu dou ao meu neto aquilo que julgo não ter dado ao meu filho.

Vô e vó é pai de açúcar? Pode ser, mas sem obrigação. Sem queixas, nem críticas à própria história. Avô é sábio porque soube saber.

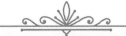 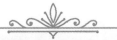

Parto de mim

Nos diz Khalil Gibran que "Vossa dor é o quebrar da concha" Gosto muito dessa ideia do quebrar-se e manter-se inteira. De tornar-se um mosaico diferente para a vida.

Talvez seja a maior contradição e tradição do parto. Permitir em nós não somente os picos hormonais de ocitocina, hormônio do vínculo, mas também um reencontro com uma parte nossa talvez nunca antes vista.

"Dr.ª, eu nunca me imaginei ser tão forte ou... tão frágil...". **Eu nunca me imaginei ser tão eu!**

E então vem uma pergunta: quando medicar o parto? É necessário medicar o parto? Sinto o parto como um lugar tão sagrado que gosto inclusive de pedir permissão para entrar. Parto é um lugar de trânsito de mundos, de travessia de sentidos e por isso merece o melhor do SENTIR.

Homeopaticamente, convidamos a paciente a se perceber, mesmo que já dentro de sua caverna íntima, convidamos para que ela se perceba e se pergunte: o que sinto agora?

O colo uterino se abre com a possibilidade de permissão para a chegada do bebê? Encontra-se rígido, macio e em potencial de abertura?

Podemos pensar... no colo do útero e na nossa possibilidade de nos dar o próprio colo. As dores de contrações uterinas são físicas ou estão sendo um convite também para expandir algo dentro de nós? O encontro com o próprio ritmo, seja regular, educado, vem com qual sensação emocional? A placenta, órgão de comunicação e proteção com o bebê, conseguiu ser retirado ou há uma necessidade de estar retido por algum motivo energético?

Podemos usar *Caulophyllum* **para ajudar nas contrações...** *Phosphorus* **para encontrar a própria luz e assim parir...**

Mas uma das convocações mais importantes é: **como fazer esse momento ser realmente de dar à luz ao bebê e ao mundo?**

Como durante toda minha vida como mãe, posso educar para que essa criança seja a luz para ela e para todos ao seu redor iluminando e aquecendo os ambientes por onde passar? Perguntas a serem gestadas, paridas e nutridas por toda a vida.

QR Code – Live com Doula Denize

O sacro: ofício de nascer

Diante da vida, tomamos uma postura de decidir nascer ou às vezes ficamos sentados, pélvicos, como se algo precisasse ser resolvido antes das nossas grandes mudanças?

Esse bebê parecia esperar por alguma resposta. E cada vez que suas perguntas não eram respondidas, ele permanecia ali, como se cada dia fosse ainda mais uma possibilidade de ampliar a consciência do circuito mãe-bebê.

Gosto de pensar nessa relação mãe e bebe como um circuito energético em que um pode potencializar, filtrar e iluminar as experiências um do outro e juntos tornarem-se ainda mais radiantes, assim como uma corrente elétrica.

Eles estavam de 38 semanas e o bebê estava pélvico, sentado e a mãe dizendo que estava tudo bem. Estava exausta, porém dizendo que estava tudo bem. Essa era uma experiência de *Arnica montana*.

Nós mulheres, muitas vezes temos mania desse tudo bem imediato. Você está bem? Dizemos quase que de forma abrupta: claro! Mas não está tão iluminada assim essa resposta dentro de nós...

Para dar à luz, primeiro encontrar a própria luz. Deixar o peso do sacrifício para encontrar o sacro-oficio. Nascer é iluminar. É movimento que pede o reencontro em cristas e vales. Pede encontro de outras frequências para ter uma melhor experiência.

Trabalho de parto

> *O processo do nascimento apresenta um resumo da jornada da humanidade nesse planeta.*
>
> *(Harry van der Zee)*

Quando olhamos no conceito da Física, trabalho é aquilo que é capaz de gerar energia. E energia? Aquilo que é capaz de produzir trabalho.

Quando eu ouvi essa definição no segundo ano do ensino médio me deu uma impressão muito engraçada, parecia que o cachorro estava correndo atrás do rabo, mas com o passar dos anos eu consegui entender o quanto o nosso trabalho é capaz de mudar o nosso padrão de energia e, por conseguinte, quando trabalhamos bem feito, como se diz no Bhagavad Gita – trazendo o amor do dever pelo dever sem se escravizar tanto pelo resultado –, trazemos mais energia ao nosso circuito interno de amorosidade.

Quando pensamos em trabalho de parto, precisamos sempre lembrar dessa JORNADA INDIVIDUAL E RESPEITOSA de chegada no planeta. Cada criança já manifestará desde a gestação, mas também no parto a sua forma de vivenciar o seu PADRÃO ENERGETICO, a sua forma de sentir e manifestar no mundo de acordo com o que vive na sua canção interior.

Antes de explicar essas percepções internas que o bebê pode passar dentro do útero, precisamos esclarecer algo muito importante que o Samuel Hahnemann traz em 1828, no *Tratado das Doenças Crônicas*: a TEORIA DOS MIASMAS.

O QUE É MIASMA? Do grego, significa mancha. De forma bem simples, podemos definir que é uma predisposição característica, portadora de uma maneira de adoecer e reagir, como expressão da susceptibilidade de cada um.

Simbolicamente, pela sabedoria popular eu uso nesse momento Marisa Monte –

A dor é de quem tem!

Nosso infinito particular escolhe uma forma de se manifestar enquanto doença, seja se escondendo, pervertendo ou trazendo à luz aquilo que precisa ser visto.

Hahnemann percebeu a existência de três miasmas crônicos, sendo eles psora, sífilis e sicose. Expunha que as doenças que eram causadas por esses miasmas se manifestariam por meio dos sintomas locais característicos dos quais se originavam a maioria das doenças.

A psora, como a mais antiga, universal e destrutiva das doenças miasmáticas, segundo Ortega, pode ser resumida na FALTA, no hipofuncionamento; a sicose, o exagero da resposta, a hiperfunção; e a sífilis, a destruição, o espasmo, a disfunção.

Nesse contexto, os nomes não têm mais correlação com a doença sexualmente transmissível sífilis, mas sim à metáfora da destruição.

O que isso tudo tem a ver com a parturiente ali no seu momento de portal? **A dor da mulher em parir não é somente física com as contrações uterinas, mas também existe uma dor emocional, energética, de como ela entende a VIDA.**

Durante o parto, vêm à luz assuntos antigos, trazidos da caverna da nossa alma e que por vezes nunca mais imaginaríamos lidar. Muitas mulheres dizem durante o parto: MAS AQUILO NÃO ERA EU! Eu gritei no parto ou fiquei silenciosa demais.

Sim! Tudo aquilo era você, TAMBÉM! Talvez uma versão escondida, uma versão que não tinha ainda podido se manifestar. E é isso que chamamos sicose, há uma parte de nós que se mantém escondida e que em algum momento pode aparecer. Nesse lugar de autodescoberta, o parto abre um lugar dentro de nós mesmas um nascimento interno, uma cura inimaginável se há uma AUTOPERMISSÃO.

Aquela percepção que eu tinha de mim mesma, de autoflagelação, por exemplo, na hora que eu vi que dei conta desse evento tão importante na minha e na vida de minha família... eu superei.

Eu dei espaço para que as minhas autodestruições dessem lugar agora às minhas autoconstruções. A palavra que mais digo às minhas pacientes é CONFIANÇA! Confie que o bebê fará um bom trabalho com você!

Você confia na sua natureza interior e na do seu bebê? Os bebês nos escolhem e também escolhem a forma de vir. Ter uma cesárea não te fará uma mãe pior do que a outra mulher, essa forma de parir salva vidas, mas gostaria muito de frisar aqui a construção energética do parto normal.

Imagine o esforço pessoal que uma criança faz para vencer a si mesma, desobstaculizar a sua energia e chegar para ser simplesmente amada. Gosto de imaginar como vários percursos importantes para fazer pactos com a vida.

O primeiro grande percurso, a chegada do espermatozóide ao encontro com o óvulo e depois o seu aconchego no endométrio. O rearranjar das células maternas recebendo as células embrionárias... Com que energia estamos escolhendo fazer esse percurso?

O segundo grande percurso, o nascimento. Estamos decidindo retirar a força de nossos filhos construírem o seu percurso de nascer, de passar pela "porta estreita" decidindo por medo e para isso quero ter uma cesárea? Ou consigo acreditar na potencialidade que podemos construir juntos e assim permito que a natureza seja a minha maior escola, o tempo o meu maior respeito e o amor o meu maior companheiro?

Medicar o parto para acelerar é reafirmar a sociedade do *"Time is money"* (tempo é dinheiro) e não usufruir da caminhada. O caminho homeopático para parir é o da ampliação da consciência e da devolução da homeostase, do bem-estar mais profundo consigo, com o parceiro e com o bebê.

Ampliando o olhar para a Medicina Homeopática indiana, podemos perceber como os miasmas de Rajan Sankaran se manifestariam no parto: com qual ritmo e profundidade você sente, percebe e vivencia o parto? Quão intenso, agudo, profundo ou ESPERANÇOSO?

Agudo – súbito, violento, perigo, indefeso, susto – Ex.: *Aconitum napellus*, *Arnica montana*, Belladona.

Tifóide – crise, intensidade, esforço, saudade, exigência, impaciência.

Malárico – emperrado, perseguido, desobediente, perturbado, impedido.

Tineídeo – tentativas, desistência, aceitação alternando com esforço, desconforto, irritação.

Sicótico – ocultação, culpa, esconder-se, secreto, evitação – *Pulsatilla nigricans*, *Caulophyllum*.

Cancerínico – controle, perfeição, meticuloso, grande expectativa, esforçar-se além da sua capacidade, perda do controle, autocontrole.

Tuberculínico – agitado, frenético, atividade intensa, mudança, atividade, liberdade, desafiador, opressão, desejo de mudança – *Cimicifuga*, Phosphorus.

Lepra – repugnância, grande desprezo, mutilação, dilacera-se, repulsa, sujo, caçado.

Sífilis – destruição, desespero, devastação.

Para ilustrar, podemos trazer um caso de uma paciente em uso de Phosphorus. O seu desejo interno era de ter um parto rápido, queria se sentir livre na sala de parto, e tinha um desejo intenso de mudança que aquilo acabaria. Seu ritmo de contrações era rápido e as suas percepções internas também.

O seu relógio para dar à luz era mais acelerado e, assim, será que há como uniformizar as necessidades de cada parturiente em termos de assistência? **Cada parto é diferente, apesar de trazer tantas verdades universais. Parto é lotado de tabus e crenças, pois envolve os pilares mais importantes da humanidade – vida, morte, sexualidade, nascimento e renascimento.**

Qual o lugar do médico homeopata? Pode-se medicar previamente ou durante o parto, relembrando sempre a paciente da necessidade de construir uma AMBIÊNCIA ENERGÉTICA para a recepção do bebê.

O que seria essa AMBIÊNCIA? Climaticamente, o bebê quando está dentro do útero está em um lugar escuro, quentinho, em contato com água e aconchegante. Diante desse primeiro ambiente, ele já vai entendendo o que é a vida e quando ele nasce pode receber muitos impactos de sensibilidade se houver um lugar frio, aceso e barulhento. Todo início tem poder!

Convidar a parturiente e toda equipe de saúde a estar em um lugar com as luzes mais apagadas, com uma temperatura mais acolhedora e com ruídos mais leves ajudará o bebê a sentir esse mundo como um lugar mais receptivo.

Após o nascimento e a saída da placenta, órgão que na psicossomática é referido como a filtragem energética emocional da mãe e do bebê, o cordão pode ser cortado respeitando os últimos pulsares, se possível próximo a três minutos.

Esse respeito ao tempo vai variar obviamente se o bebê não está em situação de alguma necessidade de procedimento mais emergencial, mas considerando o bebê saudável, o clampeamento tardio de cordão ajudará no fornecimento do suprimento sanguíneo, evitando fortemente a anemia ferropriva no primeiro ano de vida, fazendo uma transição do sangue e da energia de vida da materna para a própria autonomia de energia de maneira mais harmônica e respeitosa.

Nascer é diferente de parir. Nascer envolve toda nossa capacidade de abrir-se para a vida e prosseguir e perseguir o fluxo do viver.

As ordens da ajuda no parto

Assim como dentro do cordão umbilical tem duas artérias e uma veia – três caminhos de fluxos sanguíneos –, o caminho da minha vida e deste livro também foi tomado como que com três canudinhos – a via espiritual, científica e artística.

Assim também acredito ser as vias que devemos CUIDAR E REVERENCIAR O PARTO. Para isso, temos diversos protocolos de cuidado. Cochrane para realmente unificar os cuidados. Mas como universalizar o cuidado sem perder aquilo que é extrema-

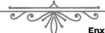 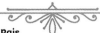

mente único e individualizado? Como não perder a oportunidade de cuidar do paciente como ser singular no meio, por exemplo, de uma multidão de fichas?

Creio que seja realmente se sentindo e se apropriando do lugar de CUIDADOR E NÃO SALVADOR.

A profissão nos escolhe. É uma ilusão acharmos que escolhemos a Medicina, a Enfermagem ou a Doulagem. Quem sabe se por nós, por nossos ancestrais, pelos nossos nascimentos ou pela forma como gostaríamos de ter nascido, reverenciamos outras mulheres com outras formas de cuidado?

Essas respostas são provocações que nos convidarão a ir ao encontro com a nossa própria vocação. Para isso, como uma adulta ajuda outra adulta? O lugar do autocuidado dos profissionais da ajuda com eles próprios permite que entremos em total contato e conexão com nosso verdadeiro propósito, evitando projeções com o paciente e também o uso saudável da profissão não como fuga, mas como encontro.

Primeira ordem da ajuda – Equilíbrio.

Damos aquilo que temos.

Como profissionais do nascimento, a primeira questão que precisamos entrar em contato é: como nascemos? Não somente a postura – parto normal ou cesárea –, mas realmente fomos respeitados no nosso tempo e no modo de chegar ao mundo? Se sim, bênção! Se não, cabe uma reconciliação com aquilo que pode ser na época e não reproduzir o que foi feito comigo enquanto bebê para agora as minhas pacientes.

Segunda ordem da ajuda – limites e humildade – é necessário reconhecer que horas o paciente quer e precisa da nossa ajuda, permitindo que ele solicite quando necessário e sabendo que horas estamos realmente presentes para a ajuda e que horas podemos pedir ajuda a outro profissional, visto que estamos cansados ou sobrecarregados.

Nesse contexto, a equipe multidisciplinar do parto é de suma importância. Acreditar que somos ilimitados na forma de ajudar demonstra imaturidade e arrogância. Somos humanos!

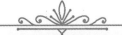 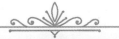

 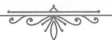

Terceira ordem da ajuda – ajudo do meu lugar e reconheço o outro no lugar dele – somente dois adultos se ajudam. É muito importante reconhecermos a potência da mulher que está parindo e acreditar na força dela e do bebê. Adultizar a relação médico-paciente é um lugar interno de muito RESPEITO! Adultizar não significa negligenciar ou delegar à paciente todo o processo, mas se colocar ao lado, permitir que o outro cresça, dar espaço e ao mesmo tempo estar na cena, estar profundamente presente.

Quarta ordem da ajuda – considerar o sistema. Quando cuidamos de uma paciente, é necessário lembrar que dentro dela existe todo um sistema, toda uma ancestralidade que sabe parir, que sabe sentir o nascimento com suas dores e prazeres. Sendo assim, o parto e suas necessidades de liberações emocionais não são exclusivamente para aquela mulher e sim para todas que moram dentro dela.

Quinta ordem da ajuda – amor incondicional – ame as pessoas como elas são.

Nessa ordem, precisamos lembrar que estamos tratando de mulheres extremamente humanas, embora tão divinas e é muito importante ressaltarmos conosco mesmo e com elas a necessidade de conectar com as expectativas. Trabalhamos por um mundo real, embora cheios de sonhos, não podemos criar alienações sobre o que poderia ser... desprezando aquilo que é!

Ajudar é arte, missão, compromisso. Saber a postura de fazê-la define todo o resultado.

QR Code – Ordens da ajuda – Dagmar Ramos

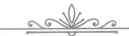 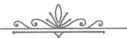

Medicamentos de parto

O parto é o lugar da sensação!
O lugar de encontro com nossas cavernas mais escuras...
Entre na sua mina de ouro... Lapide-se!
Seu ouro encontra-se justamente onde você tem medo de entrar!

Rigidez de colo uterino

Atropa belladona – **Família Solanáceas**
Sensação: súbito, violenta, terror – foge ou luta.
Medo, pânico, horror – explode, estoura, pulsa.
Monstros, fantasmas e agressores.

Apresenta-se no parto como violenta, morde, chuta, fica vermelha e quente. Mania furiosa, intolerância pela luz e ruídos – seu olhar fica selvagem, como se fosse arrebentar.

Não pode ser usado em pacientes hipertensas. As dores de parto são irregulares, ineficazes e espasmódicas. Apresentam hemorragias durante e após o parto com sangue vermelho vivo. Placenta retida.

Chamomilla matricaria – **Família Asteraceae**
Sensação: choque por ser ferida, insultada.
Medo de ser ferida, lesada, tocada, morta ou queimada.
Choque, acidentes, escaldadura, queimadura ou após cirurgias.

Compensa-se sendo durona e aguentando as pancadas da vida.

Descontente com quem a cerca, fica profundamente angustiada durante o trabalho de parto, com aversão à companhia. Deseja ser carregada, gosta muito de ser balançada.

Impaciente, maligna e maliciosa, apresenta-se com muita raiva durante suas contrações.

 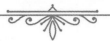

Extremamente sensível a tudo, não gosta de ser tocada nem mesmo olhada.

Dor e desespero geram a disposição à luta.

Apresenta rigidez de colo uterino, perineal e do resto do corpo.

Actea racemosa – *Cimicifuga* – **Família Ranunculaceae**

Sensação: abusada, insultada, angustiada, humilhada, intimidada, vitimada, assediada, ofendida, aborrecida, reprimida, desprezada, desdenhada, sem chances.

Compensarão sendo discretas.

Fala muito durante o trabalho de parto, com uma sensação de que está flutuando. Tem uma crença religiosa muito forte, mas ao mesmo tempo quer muito ser livres. Apresenta casos de natimortos anteriores, trazendo nesse parto contexto de medo por antecipação. Pode desmaiar, apresentar tremores e até mesmo convulsões.

Argentum nitricum – *Lugar na tabela* – *5ª linha da tabela periódica*

Sensação: criatividade e DESEMPENHO – precisa explorar o novo, ser criativa, realizar e ser apreciada.

Palavras-chaves: alicerce, mudança, novo, talento, estratégia, improvisar, solucionar.

Apressada, antecipada, apresenta medo de espaços amplos, de andar só e de o canal do parto ser muito estreito para o bebê.

Impulsiva, apresenta muito medo de perder o controle, medo intenso de falhar – PERFORMACE

Apresenta uma sensação de que o bebê não vai conseguir passar por ter uma cabeça avolumada.

Parto prolongado

Pulsatilla nigricans – **Família Ranunculaceae**

Sensação: abusada, insultada, angustiada, humilhada, intimidada, vitimada, assediada, ofendida, aborrecida, reprimida, desprezada, desdenhada, sem chances.

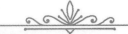 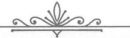

Compensarão sendo discretas.

Mulher clara, doce, triste, chorosa, manhosa, ares de submissão e silenciadas de seu propósito.

Agitada mas ao mesmo tempo dócil. São bastante calorentas e gostam muito de vento.

Gosta de cuidar e faz de tudo para agradar as pessoas.

Apresenta dores irregulares, inespecíficas e fracas.

Placenta retida.

Caulophyllum – **Família Berberis**

Sensação: mutabilidade súbita, intensa, rápida no nível mental e físico – compensarão sendo capazes de adaptar-se às questões da vida.

Apresenta-se com grande esgotamento, com parto bastante prolongado.

Dores irregulares, ineficazes e excessivas que irradiam para membros inferiores.

Apresenta rigidez de colo uterino sem dilatação.

Artemisia vulgaris – **Família Asteracea**

Sensação: choque por ser ferida e insultada.

Medo de ser ferida, lesada, tocada, morta, queimada.

Choque por acidentes, escaldadura, queimadura e após cirurgias.

Compensarão sendo duronas e aguentando as pancadas – protetora dos outros para evitar que se firam.

Apresenta contrações fortes com emoções violentas e com sustos.

Mulher decidida e corajosa – lembra muito o arquétipo feminino de Artêmis – livre e independente.

Pode ser usado quando o trabalho de parto está ativo em andamento

Ajuda a mulher a recompor o seu feminino mais autêntico, selvagem, ancestral.

Gestação prolongada sem sinal de trabalho de parto: ÊNFASE

Mandrágora – Família Solanáceas

Sensação: súbito, violento, terror – foge ou luta.

Medo, pânico, horror – explode, estoura, pulsa.

Monstros, fantasmas e agressores.

Permite que a paciente entre no processo físico e emocional do parto, sem medo de reconhecer o seu mundo íntimo real.

Permite que a paciente acesse o seu inconsciente de parideiras antepassadas.

Intenso entorpecimento corporal e mental.

Desativa mais o neocórtex em mulheres que colocam muito o PARTO NA CABEÇA.

Parturiente que tem medo de morrer no parto:

Aconitum napellus **– Família Ranunculaceas**

Sensação: transtornos por indignação, humilhação, ser ferida, afrontada com pena silenciosa, raiva discreta e ira.

Ilusão de que a cabeça é muito grande, medo, ansiedade, angústia mental, medo de lugares estreitos, de multidão e de sufocamento.

Tem pressentimento de morte antes do parto e uma ansiedade grande em recém-nascidos.

Muito usado quando a mulher teve TRANSTORNOS POR SUSTO – retirando o trauma e permanecendo a experiência.

Retenção de placenta

Stramonium – Família Sonaláceas

Sensação: violência, terror, choque, medo, pânico, horror.

Sensação de que pode acontecer assassinato, escuridão, morte.

Alguma coisa pode me acontecer imediatamente?

Compensarão tendo coragem diante dos perigos

Retenção de placenta com delírios – "prende" a placenta por toda ameaça recebida.

Ardência da vagina – apresentando um processo de expulsivo bastante demorado.

Medo de escuro, deseja luz.

Apresentará partos violentos, com intervenções e sempre com muito medo, choros incessantes e ilusão de que serão feridas.

Ignatia amara – Família Loganiaceae

Sensação: choque tão súbito que paralisa a pessoa.

Usado para transtornos de amor desapontado, más notícias, morte do filho, imprevistos, perda dolorosa, insulto, humilhação e cólera por medo.

Compensarão apresentando-se calmos nas situações mais chocantes.

Apresenta CONTRADIÇÃO – suspira, fica com medo, melancólica e com tendência a chorar e se sufocar com sua dor.

SENSAÇÃO DE CHOQUE, TREMOR E PARALISIA.

Mental e fisicamente muito exausta, com mudanças bruscas e imediatas de humor.

Para a análise dos medicamentos para o parto, sempre as primeiras perguntas são:

– A paciente quer ser medicada?

— Precisa ser medicada ou o seguimento do fluxo do parto já está se dando?

— Há alteração importante das questões emocionais, ilusionais e da sensação durante o parto?

— Lembre-se de que estamos tratando um momento de PORTAL para a vida – pede de nós médicos profundo respeito, naturalidade e precisão!

Antecipo-me ou me devoro?

Gelsemium sempervirens

— E o que será que eu posso encontrar nesse parto, Dr.ª?

Parto é lugar de surpresa, de entrega e também solicitude, nos encontramos cara a cara com o mistério, oculto e inesperado.

Como você lida com o inesperado? Pois então, tenho muito medo. Tenho medo do que pode ser, do que se abre a partir dali. Abre se uma nova mulher, uma mãe, uma nova profissional. Abre-se o novo!

A grande questão que sempre vejo nessa sociedade muitas vezes preocupada com metas e performances é também querer ter um bom desempenho no parto. Mas o que seria essa performance nesse contexto?

Queremos ser competentes no lugar em que precisamos nos entender como parte do Todo. Parto não é feito no braço, como uma obra de engenharia. Parto também é arquitetura cósmica. E estamos abertos a receber algo com métricas diferenciadas?

Quando chega essa angústia perto do parto, eu digo: não é à toa que o parto começa com PAR... Quem será sua companhia visível ou invisível para não só passar esse processo como também aproveitar?

PARTO NÃO É CAMINHO DE CEREBRAÇÃO E SIM CELEBRAÇÃO!

Quantas vezes vemos mulheres que pensam demais brigando com os seus corpos em vez de dizer à vida SIM!

Eu aceito ser portal. Eu aceito que das dores das contrações saiam as minhas maiores expansões. E assim parto não vira prova com suas ansiedades. E sim provar, degustar das ânsias da Vida.

Bela, recatada e do lar?

— Dr.ª, depois que eu pari nunca mais eu me escolhi.

Como é presente esse sentimento nas mulheres. Saem do arquétipo da Afrodite, da mulher envolvente, atraente e quando entram no arquétipo da Deméter, da mãe, acreditam que não podem mais se escolher.

Seus filhos já tinham sete e quatro anos e o casamento precisava de uma nova cara e significado. Por um lado, uma menina mulher recheada de sonhos, reservada e cheia de pudores. Por outro, uma mulher envolvente, com sede de vivenciar uma sexualidade mais autêntica e que pudesse se dar e dar ao outro um grande SIM DE PERMISSÃO.

Podemos ser o que queremos, mas às vezes essas partes nossas, tão puras e tão profanas, merecem uma cola, merecem sentar-se juntas à mesa e banquetear-se juntas.

Lillium tigrinum foi o convite para ela. Uma flor que no nome traz o lírio e o tigre.

A delicadeza e a força, uma metáfora do feminino em sua unificação. À medida dos tempos e das doses, ela foi se entendendo e sentindo como a mulher que quer ser. Nem só para a sociedade, nem só fechada em si mesma.

O que ela empreende pode significar para o mundo. O caminho de ser mulher não precisa ser de submissão, nem de intromissão, mas pode ser de permissão. A missão de estar perto de si.

Prematuridade: temos nosso próprio tempo

— Ele é tão miúdo e ao mesmo tempo tão grande, Dr.ª.

Exatamente isso! Você acertou no alvo! Tenho um grande amor pelos bebês, mas os prematuros capturam o meu coração de

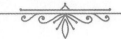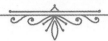

uma forma muito especial. Acredito que seja por ter passado toda minha infância vendo eles no CTI da Santa Casa quando eu ia ver o meu pai no plantão.

Vejo a força deles como um impulsionar para toda a vida. Atendi então uma mãe cujo filho já estava crescendo, e na cabeça dela – e de todas as outras mães – o menino ainda era pequeno. Ela dizia de uma certa desobediência dele. Nunca aceitava as ordens da forma como ela colocava. E aí me veio a história da prematuridade. Ele gostava de escolher as coisas do próprio jeito e no próprio tempo. Enrolava a mãe para umas coisas e depois acelerava em outras.

Claro que cada prematuro será de um jeito, com suas histórias e peculiaridades. Mas uma coisa que me chama muito a atenção é o nível de investimento das mães nesses filhos. Não somente como medo de perder, mas como um pacto muito grande do tipo: quero muito você aqui comigo.

O bebê prematuro vem quebrando muitos paradigmas e preconceitos dos pais. É como se dissessem um grande sim à vida, mas não desse jeito ou não agora.

Por amor a vocês e a mim eu serei um pouquinho diferente do que vocês esperam de mim. No tempo deles. Na forma deles.

Orientações importantes:

– O fator mais estressante na vida de um prematuro é a separação da mãe, além de passar por questões adaptativas à própria sobrevivência, o bebê muitas vezes é afastado dela, por precisarem de Unidade de Terapia Intensiva, criando nesse ser pequeno uma ideia de desamparo, desespero e vazio.

– Precisamos relembrar os novos papais a investirem afeto e atenção nesse bebê! Conversar colocando em palavras, dando voz às suas experiências. Aqui, relembro um caso que à minha memória ficou inesquecível enquanto eu acompanhava minha professora e Mãe 2, Dr.ª Glaúcia Galvão, no Canguru do Hospital Odete Valadares.

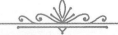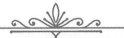

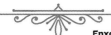

Recebemos um bebê que a cada dia estava emagrecendo ainda mais, além de não ganhar peso, ele sempre prestes a receber alta perdia mais peso. Ele era gêmeo e o irmão havia falecido no parto e ele era sobrevivente.

Conversando com minha professora, ela disse uma frase que para mim ficou gravada na alma:

– Lívia, vai lá e conta para ele que o irmãozinho não pôde ficar, que ele faleceu, mas onde estiver ele continuará amando à toda família.

Assim, fizemos juntas! Pegamos o bebê de frente e olhamos nos olhos dele com todo amor possível e falamos o quanto ele era amado, que era seguro ele ganhar peso e viver, mesmo que sem a companhia do irmão.

Passados alguns dias, o bebê foi ganhando peso, vigor e energia de vida. As palavras preencheram as suas necessidades de alma e foram como verdadeiros remédios.

Teve alta e a família deu um lugar a todos no coração.

– Chamar o bebê pelo nome e entender suas linguagens não verbais.

– Lembrar que mesmo estando em tanto contato com máquinas, que é o que lhe permite viver, conversar com o bebê sobre as outras linguagens da vida não serem mecanizadas.

– Sempre relembrar as mães que elas são e sempre serão capazes de cuidar de seus filhos mesmo que nos momentos iniciais esses cuidados não puderam ser feitos por elas.

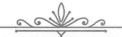 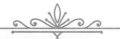

nutrir

Puerpério: nem romantização, nem demonização. Realização!

Mineiro tem um gosto especial pelos causos. O causo é o que causa na alma e assim contarei um da minha própria mãe.

Minha mãe relata que dirigia muito para o meu pai na estrada de Belo Horizonte até o Rio de Janeiro, para que ele pudesse dormir após o plantão. Ela conta que ele apagava e ela acendia a atenção com os três filhos na estrada. Ela amamentava um de nós, parava e prosseguia. E ele dormindo.

Teve uma vez que esqueceu de fechar a blusa e o seio ficou de fora. Chegou para abastecer no posto de gasolina e o frentista não parava de olhar para ela. Ela achou esquisito e pensou: "Eu, como mulher no puerpério, posso ser tão atraente assim?".

Colocou gasolina e pediu ao frentista que limpasse o vidro na frente do carro e ele prosseguia olhando para ela. Quando chegou próximo a Juiz de Fora, basicamente na metade do caminho, começou a sentir frio no tórax. Desde há muitos quilômetros atrás, sua blusa, inclusive no posto, estava aberta e não tinha reparado.

O frentista tinha visto ela e ela não havia entendido o porquê. Ela tinha esquecido a blusa aberta após amamentar. Contava esse caso sempre rindo, dizendo que sonhava sim com uma cadeira de amamentação, ter um CD da Enya para amamentar suavemente. Mas a realidade trazia estradas. Estradas materiais e espirituais.

Acrescento percebendo, em uma estrada de puerpério estamos olhando para os buracos ou para a paisagens? Colocar beleza no cotidiano trazendo cada vez mais simplicidade e humor na medida do possível pode trazer leveza. Puerpério é passageiro, mesmo que sejamos motoristas.

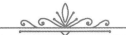 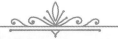

Contato pele a pele não é pano a pano!

Contato, conexão e intimidade, essa é a ordem da vida quando o assunto é criação de vínculos. Aparente e certamente uma formula mágica que Henry Cloud e John Towsend nos ensinam no livro *Limites - quando dizer sim e não!*

Gosto muito desses passos, pois acredito que trazem uma sequência respeitosa da vida. Quando criamos intimidade com alguém que não temos ainda tanto contato, pulamos etapas e depois reclamamos que o outro nos invadiu. Assim também é o contato pele a pele.

O tato, o contato e o convite para você chegar na minha vida. A pele é um órgão do contato, da proteção, da defesa e também da delimitação de espaços internos e externos. Um dos maiores órgãos do nosso corpo, o mais exposto e também um dos mais vulneráveis.

Fico pensando depois nas crianças que receberam pano a pano, algo sempre esteve no meio de nós. Sempre um intruso, algo ou alguém que não me deu o verdadeiro contato e, assim, como fica ter intimidade com alguém no futuro?

Gosto sempre de colocar como exemplo para minhas pacientes como se estivéssemos numa festa. Você chegou e ninguém te convida para sentar à mesa, você fica na festa? Ou você chegou, recebe um abraço gostoso e apertado, alguém te serve e te convida para ficar naquela mesa, você fica? É OBVIO QUE FICAMOS E FICAMOS MUITO SATISFEITOS!

Imagine então o bebê chegando na festa da vida. Sendo tocado com profundo respeito, recebendo os primeiros olhares de enamoramento com o *imprinting* e indo para o lugar que esperou por meses: o colo da mãe.

A voz do pai nesses momentos é também motivo de certeza. Ser-teza. Certamente alguém me ama. Certamente esse mundo é seguro.

Transforme mágoa em magia: esse é um caminho de alegria

Certa noite tive um sonho muito profundo. Um sonho desses que nos educam e nos permitem educar. Sobre tudo aquilo que eu quero sentir em esferas mais profundas eu peço um entendimento superior.

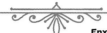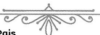

Eu sonhei que estava acompanhada de um bom professor e mestre e passávamos por uma ala de hospital com muitas mulheres. Aquela ala do hospital era destinada a todas as mulheres que sofriam das doenças do afeto, dizia o instrutor.

Achei interessante aquela denominação, doenças do afeto. Ali quantas classificações caberiam: mágoas, depressão, lutos e as mais variadas formas de desistir da vida dentro da própria vida.

Ali, com várias macas, tinha uma mulher em especial que passava pelo puerpério, que estava chorando muito. Eu perguntava a esse professor:

— Por que ela não consegue amamentar?

E ele prontamente me respondeu:

— Onde há mágoa não há magia.

O professor anatomicamente me mostrava o quanto a mágoa destruía os caminhos dos ductos e alvéolos energéticos. Conversávamos com ela sobre o poder do perdão, da gratidão e da redução das expectativas. Com o cuidado do professor, ela foi reacreditando no amor e foi se curando.

Acordei, porém nunca mais me esqueci desse sonho. Um puerpério pode ser vivenciado com o sentimento de abandono e ser auxiliado com *Pulsatilla nigricans*; pode ser vivenciado como uma necessidade de escoar sua violência e tratado com Belladona; ou pode ser um convite a ressignificar a irritabilidade e encontrar a *Chamomilla*. Tudo isso cura. Mas reencontrar a própria magia nos pequenos detalhes não tem preço.

Muito se fala do puerpério como o encontro com as próprias sombras, e pode ser mesmo. Mas por que não pode ser o encontro da própria luz? O encontro com a força de todas as suas ancestrais vibrando para você em todos os planos da vida.

A maior potência que podemos usar numa consulta de puerpério não será CH200, será conduzi-la a perceber que ela mesma pode parir e nutrir a sua própria história. Ela é a sua maior potência. E assim pode criar a família que puder e quiser.

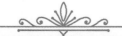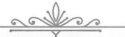

Da cela ao selo

A chave da porta que você quer abrir está justamente no seu bolso e você ainda não reparou.

Eu disse essa frase a uma puérpera quando ela dizia que queria ser perfeita, assim como ela interpretava que a própria mãe foi. A culpa, minha máxima culpa. Lembro-me nessas horas do psicanalista Winnicott, que dizia que as mães deveriam ser SUFICIENTEMENTE BOAS. Cada uma a seu modo, jeito e tendências apresentaria ao filho o melhor possível, mas não o maior impossível. Esse mais excessivo, quantas vezes leva ao caminho do menos.

Pedi que ela fechasse os olhos e se imaginasse em local seguro e ela se imaginou numa cela. Sentia-se presa em seus próprios paradigmas e então fomos imaginando qual chave era necessária para abrir aquele lugar que a aprisionava. Disse que veio a palavra AÇÃO.

Exatamente! No movimento da vida, o fluir da abundância e do essencial era o que tirava o cheiro e necessidade da perfeição. Não mais a dualidade do certo e errado, mas a unidade com quem se é e com o que se acredita.

Abundância nem sempre é ter muito. É saciar no ser. Validar-se com o próprio selo.

SÊ-LO. SEIO.

Moldar-se sem se perder

O que eu fui não mais serei E quem eu sou, eu ainda não sei? Pós-parto, um renascer de si e de outra forma de ser mulher. Sou igual, porém diferente.

Gosto muito do exemplo da argila, não podemos colocar água demais, senão fica uma lama, nem água de menos, senão fica rígida e craquelamos diante da nossa obra-prima de ser mulher.

Como achar a justa medida? Não há receita de bolo. Mesmo que na receita médica seja Alumina.

A identidade de ser mulher muda se estamos dispostas, e o grande convite é retirar as cascas velhas das árvores. Retirar o que não cabe mais de conceitos, de hábitos e das expectativas conosco mesmo.

A dor e a alegria de parir uma nova mulher nem sempre acontecem no mesmo momento no hospital e a parteira muitas vezes somos nós mesmas.

Imagine-se! A imaginação é o berço da manifestação! Coloque-se em um lugar confortável, conduza a sua própria respiração, como quem já fez pactos com a sua própria verdade interior.

Você é a sua própria parteira e quem nascerá será a sua própria verdade. Aquilo que você mais acredita, aquilo que você mais sonha.

Imagine se para você a sua verdade quer nascer num jardim, num hospital ou em casa. Para você, a sua verdade e única ou está grávida de suas verdades em gemelaridade?

Sua verdade nasce rápido ou você prefere degustar o caminho do nascimento? Na hora em que ela nasce, ela tem espaço para estar no seu colo? Depois de nascida, como você cuida dela?

Agora, olhando as suas verdades como se fossem um pequeno bebê, compactue com elas algo. Diga a elas o quanto vocês já trabalharam e usufruíram juntas do que é ser você!

Quando a verdade te olhar nos olhos, repare atentamente a sua resposta. Seus olhos brilham e trazem as mais esperadas e inesperadas elucidações. E quando já tiver tomado todas as verdades nas suas mãos, de maneira carinhosa e atenta, agradeça a elas e as dê um espaço no seu coração. Ali elas crescerão para sempre e estarão sempre acessíveis!

ENCONTRAR CONSIGO MESMA É RENASCER TODOS OS DIAS!

Re-laços de casal

— Estou com saudade da minha mulher.

Disse um parceiro em consulta homeopática de pós-parto. Ele chorou sozinho e disse que sentia realmente ciúme do bebê.

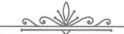
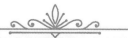

— O olhar dela estava todo para ele. Ela me esqueceu, Dr.ª Eu disse a ele que sua esposa se metamorfoseou. Você conhece a diferença entre se transformar e metamorfosear? Transformar é quando eu pinto uma sala e depois posso repintá-la da mesma cor inicial se eu não gostar mais. Já metamorfosear é a borboleta e a lagarta. A borboleta não mais vai virar lagarta, embora traga dentro de si os ensinamentos de sua mudança.

Assim eu explicava para ele que ele teria a mulher dele, mas agora também uma outra mulher. A nova e a mesma contida naquela mulher. Uma única mulher, só que mudada.

Chamei a esposa dele em um segundo momento e trouxe a saudade dele como pauta. Ela também estava com saudade dela. Também estava com saudade dele.

Trabalhei com ela sobre acreditar nos cuidados dele para o bebê, para que fosse feito o vínculo, para ela ter tempo para ela mesma e também que não esquecesse dos pequenos grandes cuidados do casamento.

Claro que em primeiro momento a renúncia é uma palavra corriqueira, o bebê, no início, vem antes dos jantares românticos, antes às vezes da sexualidade, mas que aos poucos a renúncia seja substituída por um re-anúncio, uma nova forma de anunciar a vida, com o que é prioridade.

Não se esquecer da construção do dois, do casal, quando são três, quando o bebê chega, é essencial para ter uma família mais harmonizada.

Que as palavras sejam ditas para que os sintomas sejam curados. E no princípio fez-se o verbo e do verbo se fez saúde! Princípio, medo e sim!

Criar espaço sem esvaziar-se

CAUSO DE *PHYTOLACCA DECANDRA*

"Quando uma mulher está 'fazendo coisas demais', esse é um grito de socorro. A única maneira que ela tem de pedir ajuda é oferecer infinitamente a ajuda de que ela mesma precisa desesperadamente."
(John Gray)

— Aqui você pode chorar, errar, perguntar. Não se tem obrigação de acertar e sim um convite a aceitar-se.

Chegou uma paciente que estava com o seio extremamente cheio. Seu peito estava cheio e seu coração vazio. Era necessário reavaliar uma nova forma de nutrir-se para assim nutrir o bebê. O fluxo da vida não permitia o movimento. Até que coloquei as mãos nos ombros dela e disse:

— O que está travando para que o seu rio não corra?

— Me sinto cansada, não tenho espaço nem para chorar. Dizia com uma certa irritação.

Eu disse:

— Chora aqui, abra o teu próprio espaço, limpa as expectativas e sossega a alma. Quem sabe o seu caminho não seja de oferecer primeiro as águas fluentes das lágrimas e depois o leite?

Ela chorou ininterruptamente e depois começou a sair levemente gotas de leite. Gotas do seu infinito.

É muito interessante que quando damos o espaço verdadeiro para as lágrimas, logo após vem um sorriso de alívio, do tipo: "eu consegui". Nesse momento, uma grande trava também precisa ser liberta. Não precisa ser pesado, duro, difícil. Mesmo que não seja a coisa mais fácil do mundo, também não precisa ser a mais difícil.

Uma questão que eu gosto muito de mostrar para as puérperas nesse momento é: REPAROU O QUANTO VOCÊ É PROSPERA? Quanto mais você tem, mais a natureza

produz. Aqui não precisa ter crença de escassez, falta. Quem se coloca no fluxo, gera a sua própria abundância!

Medicamentos de puerpério e amamentação

Agnus castus — Família Labiatae/Lamiaceae

Sensação: traz estimulação, agitação, prazer, emoção na vida.

Remédio para quando acontece a supressão de leite, acompanhado de retenção da placenta e nos primeiros momentos de BLUES PUERPERAL e depressão pós-parto.

Atropa belladona – **Família Solanáceas**
Sensação: súbita, violenta, terror – foge ou luta.
Medo, pânico, horror – explode, estoura, pulsa.
Monstros, fantasmas e agressores.
Para os primeiros sinais de mastite. A mãe sente-se com calor nas mamas, vermelha e latejante. Início muito intenso, súbito e com muita sensibilidade no seio.

Bryonia alba – **Família Violales**
Sensação: aversão a ser perturbada – sensação de inquietude, brutalidade, briga, hostilidade. Quer descanso total, evitam pessoas – aversão a ser perturbada. Compensam-se sendo calmas, tranquilas e serenas.
Utilizada quando as mamas estão duras, inchadas e quentes, ficam bem pálidas e não conseguem suportar qualquer movimentação.

Calcarea carbonica
Usada para aumentar a produção de leite quando os seios estão muito cheios, doloridos, porém o leite não sai.

Chamomilla - **Família Asteraceas**
Sensação: choque por ser ferida, insultada.
Medo de ser ferida, lesada, tocada, morta ou queimada.
Choque, acidentes, escaldadura, queimadura ou após cirurgias.
Compensa-se sendo durona e aguentando as pancadas da vida.
Muito usada quando o leite é suprimido por ataque de raiva.

Hepar sulphur

Usado quando a mastite tem pus, com áreas extremamente dolorosas e a mãe sentindo muito frio.

Lac caninum

Funcionamento. Ajudará tanto na produção do leite, caso a produção ainda não tenha sido muito ativada, para regular se estiver com muito leite.

Muito usado quando o leite está muito próspero em uma mama e muito escasso em outra. Ajuda profundamente quando a mãe apresenta conflitos do uso da mama com a sexualidade e com a amamentação.

Phytolacca decandra

Usado em mastites com mamilos doloridos e rachados, que doem muito quando a mãe amamenta. Pode ser usado em mastites e quando há nódulos nos seios.

Silicea terra – 3ª linha da tabela

Sensação: identidade fixa – desenvolve e afirma sua escolha.

Desenvolve e expressa sua capacidade de fazer coisas por si mesma.

Torna-se consciente de si mesma e da impressão que as outras pessoas têm dela.

"Sou separada, mas quem eu sou?"

Usada logo no início da amamentação, quando os seios ficam rachados e muito doloridos. Pode ser usado quando há abcessos que não apresentam mal cheiro, indolores e que são lentos para cicatrizar.

Pode ser usado se o bebê, apresenta ânsia de vômito após a amamentação.

– Temos diversas outras medicações que auxiliam a mulher no reencontro com ela mesma, com seu parceiro, com uma vivência de sua sexualidade mais autenticidade e naturalidade e também remédios a amamentação e construção da maternidade mais leve.

Uma grande questão importante e diferencial da homeopatia no CONCEBER, GESTAR, PARIR E NUTRIR é o respeito que essas medicações provocam tanto na placenta quanto no leite materno, promovendo segurança, eficiência e eficácia.

Desmame gentil

O peito se oferece até os dois anos, mas o respeito fica para o resto da vida. Chegou ao consultório uma mulher que amava ser mãe, dessas cheias de vocações e intenções.

Sofria, porque no Tempo Chronos, esse que bate no relógio e muitas vezes parece cruel para nós mulheres, o tempo de amamentação estava acabando. Qualquer médico poderia dizer, acabou! Diga um bom e belo basta e o menino vai aprender a lidar com as frustrações e pronto.

Será que gosto que fica o leite quando dizemos esse último basta. Será que pronto?

Talvez em muitos momentos os bebês possam até estar prontos. Mas há algo de mistério para que as mães se sintam prontas.

Eu disse a ela:

— A chave do desmame está no seu bolso, você pode abrir essa porta a hora que quiser.

Ela disse:

— Eu não sei se eu quero.

Tá tudo bem não querer agora. Mas qual tem sido o seu medo?

— Meu medo é meu filho não precisar mais de mim.

— Na verdade, os filhos precisam dos pais cada vez de formas diferentes. Nós é que vamos juntos mudando as configurações. Quando pequenos, precisam de coisas grandes, como dar banho, dar o suficiente da alimentação, os ensinos escolares e o afeto. Quando grandes, talvez precisem de coisas menores, uma opinião sobre algo, e às vezes os silêncios.

Ela olhou surpreendida como quem encontrou uma verdade parida no peito. Nutrir nem sempre é alimentar. O peito por um tempo acaba, mas receber o fluxo da mãe em toda a sua abundância para sempre permanece. Dizia a ela o quanto mudam as formas de se alimentar o filho. Das papinhas ao papo sério. Em tudo carrega, se o mais doce mistério. Não dá para ser uma fábrica de critérios.

Construção da maternidade e paternidade conscientes

Pai e Mãe Alquimista da Vida

Segundo Clarissa Pinkola Estes, os antigos anatomistas amavam o nervo auditivo.

Era um nervo que tinham três caminhos fantásticos e inegociáveis do ser, temos o caminho das coisas corriqueiras, da arte e o de ouvir a alma.

As mães, em minhas percepções de atendimento, têm esse ouvido farejador e fareja amor. Escutam e ouvem as sinfonias da vida e ainda por cima conseguem reconhecer a diferença entre os instrumentos da orquestra.

Toda vez que atendo e os pais me perguntam: "como vou saber do que o bebê está chorando?". Eu digo: "seu ouvido ficará mais apurado do que de um maestro". Se chora de fome, de sede, de vontade de tomar banho ou de saudade... vamos nos treinando a ouvir.

Mas como fazemos isso? Sobretudo se fazemos conosco mesmo no encontro com as nossas necessidades. Para o nosso chumbo interior virar ouro é necessário em primeiro lugar se colocar em processo. Queremos algo pronto em manual ou estamos dispostos a passar pela nossa própria alquimia para tornar a nossa maternidade um caminho iniciático?

Podemos separar essas fases de alquimia consciencial, conforme Jung nos diz em **FASE DE Nigredo,** fase de putrefação, aquela parte em nós que encontra com a própria sombra e que faz morrer dentro de si as nossas velhas versões. Para passar por essa fase, e não apenas cristalizarmos nela, precisamos "fazer o velório" daquilo que já não nos cabe mais, crenças, pensamentos, sentimentos, ideias e ideais.

Quando isso acontece dentro de nós, adquirimos mais espontaneidade, assertividade e criatividade, pois encontramos verdadeiramente a nossa vitalidade. Podemos permitir que morram as nossas idealizações e projeções sobre nós, sobre o parceiro e sobre o que o filho precisa ser para me agradar. Quando abrimos mão desse lugar de querer o outro do nosso jeito, abrimos a mão para receber da vida conforme pode ser!

O que você permite morrer em seus sentimentos para que possa nascer uma nova versão de si?

FASE DE Albedo – Purificação. Após a queima dos nossos desejos mais frustrados, renasce em nós um fogo real para a vida. O que antes na alquimia era transformar prata em ouro, aqui podemos imaginar qual refinamento a vida pede de nós para clarearmos melhor os nossos objetivos?

FASE DE Citrinitas – Despertar. Opera-se em nossas emoções o despertar da verdadeira função da matéria e de nossas emoções. Talvez aqui cabe a palavra RESSIGNIFICAÇÃO. O encontro de um outro significado para aquilo nos traz sentido transformando uma nova forma de conceber, gestar, parir e educar.

FASE DE Rubedo – Iluminação. Finalização daquele ciclo de transformação. Também chamado de casamento alquímico, quando integramos em nós nosso feminino e masculino interior, quando conseguimos alinhar as nossas atitudes com os nossos sentimentos.

Lembro-me de quando atendi uma mãe solteira e ela muito se emocionava pela perda do parceiro, fizemos nesse processo de escuta, de acolhimento do luto, e depois a travessia seria convidar para que ela sentisse o quanto era importante ela ser casada com ela mesma. Dizia isso não como uma forma de consolo simplista, mas como uma orientação muito profunda. É necessário se casar internamente primeiro, para depois convidar alguém para casar conosco.

Você pode até fazer uma cerimônia, mas nunca se esqueça das suas próprias alianças. A aliança de ser mulher, de ser humana e tão divina ao mesmo tempo. Essa é a verdadeira alquimia.

Mães solo

Solo pode ser uma superfície sólida da crosta terrestre onde pisamos e construímos, seja arenoso, cheio de argila, vulcânico ou de demais tipos. Solo também pode ser sozinho ou pode ser uma forma de dançar.

E ainda mais, o que seria uma mãe solo? Creio que uma mãe solo carregue todos esses sentidos dentro do seu "título". Ela semeia, ela pode estar só e ao mesmo tempo dançar com a vida.

Atendi uma gestante que cabia então dentro dessa definição. Ela disse que era só.

Trabalhamos, portanto, a diferença entre ser só e ser sozinha. Ser só e ser exclusiva.

Que tal pensarmos em como a sua própria companhia, a sua potência te garantindo um lugar de plantio tão forte? Quem sabe como nos solos de cerrado, ácidos nossos galhos não ficam bonitos e retorcidos?

Aqui quero muito destacar com qual postura a mulher dará lugar a esse homem que por algum motivo não pode ficar. Seja por morte, omissão ou quebra do relacionamento, gosto muito de ressaltar a importância da inclusão sábia.

Não uma inclusão romântica a todo custo, que parece que o pai foi engolido garganta a baixo, mas um lugar de parte de reconhecimento por ele ter sido parte na construção da obra chamado filho.

Quando o filho pode ter olhos para esse pai, ele se torna mais forte, já que ele é também parte desse pai. Lembro-me nesses casos sempre de SadhGuru, Yogi e místico indiano que dizia que uma das formas que a humanidade precisaria para crescer seria olhar para o solo.

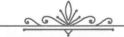 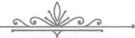

Quando voltamos a atenção para o nosso solo, evitamos esgotamentos, reconhecemos as potencialidades e saímos do EGOCENTRICO para o ECOCENTRICO. Creio que essa imagem dele é bem simbólica quando pensamos nessas mães que muitas vezes se sentem em exaustão, mas que se olharem para os próprios recursos, conseguirão sempre frutificar.

Acrescento então, expandindo o conceito desse visionário: o mundo crescerá muito quando olharmos para as mães solo, para qual solo tem vindo às nossas crianças. Não se sinta sozinha, SEJA SOLO! Seja o melhor terreno que você puder!

O lugar da prepotência é o mesmo lugar da impotência

Abro aqui de maneira muito sincera a minha caixa de costura, de ferramentas de consulta homeopática e sistêmica para os leitores e retiro a tesoura. Alguns recortes precisam ser feitos para aparar os tecidos das tramas e dramas quando ouvimos o outro em sua totalidade.

Pergunto sempre de maneira aberta e explícita: **o que você quer oferecer ao seu filho?** Quando eu pergunto isso, recebo olhares muito engraçados e surpresos. Alguns dizem: "quero oferecer viagens, escolas", outros dizem coisas subjetivas, como amor, e outros talvez muito ligados ainda à família de origem dizem: "eu quero dar para o meu filho tudo o que não recebi".

Confesso que essa última opção de resposta sempre me gera um congelamento. Algo como uma paralisia que emana do outro e me faz pensar: o que será que essa pessoa precisa para reconhecer que recebeu algo? Não julgo, mas farejo o que nela emana como falta.

E às vezes preciso parar a condução da consulta para olhar agora não só para o bebê ou para a construção da mulher, mas para o descongelamento da menina virar mulher.

Toda vez que dizemos implicitamente ou explicitamente que não recebemos algo, existe uma postura muitas vezes exigente e infantil que carrega como uma birra dizendo: "eu queria mais!".

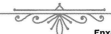

Pode parecer ser uma mulher, mas dentro pode ser uma menina no supermercado esperneando para ganhar algo mais além da mãe ou do pai.

Nessas horas eu coloco elas frente a frente com os precursores de sua vida, os pais, e elas se manifestam pedindo ainda mais. O que mais? O grau de insuficiência, de avidez aparece, e como que cansadas de tanto pedir, colocamos juntas a entrega. Querida mamãe e querido papai, vocês não me devem mais nada. O que vocês me deram foi o suficiente para me fazer crescer e desenvolver.

Quando soltamos as mãos de nossos pais, não no sentido de abandono, mas no sentido de agora vou viver minha vida em movimento de honra, encontramos a nossa potência e podemos olhar os outros olhos nos olhos.

O lugar que exige dos pais exigirá da vida, do parceiro, dos filhos e também de si mesma, é um lugar de prepotência de olhar como se fosse gigante e todos pequenos. Somos apenas do tamanho que somos. Isso não significa ser pequeno em todos os lugares pois isso é se subestimar.

Saber se posicionar exatamente no nosso lugar é olharmos e usufruímos da nossa potência e assim gerar e gestar com humildade. Oferecer o que o filho precisa e não o que a gente quer é a mais alta e profunda conexão com a vida.

Imperfeitos cuidam de imperfeitos

Um dos meus grandes aprendizados lendo o Bhagavad Gita foi sobre distinguir dentro de mim o lugar da ação, da inação e da má ação. Quando li isso, entendi e senti o lugar profundo do **EDUCAR-SE PARA EDUCAR ALGUÉM**.

Valorizamos, numa sociedade de altíssima performance, ter filhos bem-sucedidos e fazemos de tudo para que isso aconteça. Mas quando aprofundamos nesse livro sagrado, entendemos o que é uma boa ação.

A ação verdadeira, aquela que mobiliza o Ser e o Universo é a reta ação, contente e confiante, trabalha não somente por si,

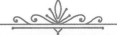 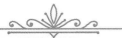

mas para uma força maior. Nesse contexto, realiza os seus deveres internos, não com a carga de obrigação, mas o que se diz do DEVER PELO DEVER. O que significa isso?

O dever pelo dever significa o plantio sem ficar esperando um resultado imediato, uma performance. O dever conectado com a sua própria alma sabe reconhecer a sua bússola interna e direcionar seus mapas para as suas verdades.

Mas e a inação e a má ação? A inação, ou também chamada de abstenção, coloca ainda mais tempero nas verdades internas, visto que acende o fogo místico da renunciação, oferece-se à vida não o que agrada aos ouvidos ou as palmas, mas do que é preenchido o coração.

O não fazer na maternidade e paternidade mobilizarão a própria criança a dar os seus passos, a construir a sua própria conexão com o Cosmos. Já a má ação, recheada de dúvidas e ilusões, prende a educação no não essencial, naquilo que nos faz permanecer nas nossas imperfeições.

Seremos seres por enquanto imperfeitos, cuidando de filhos imperfeitos, mas o que nos liga e permite a verdadeira educação? O que liga e transmuta é O AMOR, a energia e a força PERFEITA, que permite que o feito seja feito de perto.

A educação da sutileza

Rubem Alves nos diz sobre a educação das habilidades e das sensibilidades. Sem a sensibilidade, a educação das habilidades não faz o menor sentido.

Acredito nessa frase como lema e sempre que posso gosto de trazer a palavra sutileza. Sutileza me lembra algo delicado, mas ao mesmo tempo imaterial.

Quando estive na Escola de Eurípedes Barsanulfo, em Sacramento, fazendo um projeto com as crianças, adorava passar no jardim e ver as crianças aprendendo matemática ali. Olhavam para o céu e aprendiam sobre a impermanência da vida.

Enxergavam então DENTRO DE SI a sua própria natureza por meio da analogia com a natureza exterior.

Isso marcou profundamente a minha alma como uma forma de me educar inclusive e ajudar a educar os meus pacientes. Incentivo profundamente que toda gestante vá a um jardim, cultive o belo, o bom e o verdadeiro, assim como se faziam nas antigas civilizações. Se puder, inclusive, que crie o seu próprio jardim como um meio de se inspirar com a criação.

Às vezes no tempo de jardim é que realmente pensamos nas nossas construções como pais, a terra do plantio, a semente, o que nos ilumina e como eu rego a mim mesma e a minha família? Eu cuido do meu jardim ou eu contrato um jardineiro? Quem sabe não seria importante a gente mesmo se perceber como jardineiro? Eu faço o jantar com pressa ou eu aprecio colocar os garfos, prato e cozinho com calma e alma?

Ensinar o sutil aos filhos é uma arte grandiosa. Ensinar a escrever o cartão e fazer um presente. Ser presente.

QR Code – Pedagogia da virtude com Dr. Ricardo Wardil

Filhos delegados: futuros filhos da delegacia

Não basta ser mãe, tem que participar. Você já deve ter ouvido muito essa frase.

Não gosto muito dessa parte da frase que diz que "tenho que", mas quem sabe podemos modificar para um convite: Não basta ser mãe, vamos participar?

Livia de Lima Bastos

Cada um sabe, como diz Caetano Veloso, as dores e delícias de ser quem se é... como mãe, mulher, profissional, mas agora eu faço um convite ao seu coração.

Quando atendo mães que querem conceber, eu sempre faço em algum momento da consulta uma seguinte pergunta: você sabe o seu lugar? Você senta no seu lugar? Você PREENCHE O SEU LUGAR?

Essas perguntas parecem excessivas em número e até mesmo parecidas, mas elas levam para lugares diferentes dentro de nós. Você saber o seu lugar dentro de você é um convite sempre ao autoconhecimento e autodescobrimento, é o que todo mineiro diria: "On có tó?". Onde eu estou dentro de mim? Me reconheço em todas as minhas potencialidades, inclusive no lugar de mãe?

Você toma conta do seu espaço, não no sentido de alerta, mas de cuidado, você destina tempo e energia para ser mãe ou simplesmente acrescenta, abafa no meio da agenda essa tarefa? Em terceiro lugar, mas não menos importante, você se abastece do seu lugar de mãe?

Essas perguntas não são perguntas críticas, mas são chamados de alma para o que realmente importamos, abrir a porta ao ESSENCIAL.

Dinheiro, carreira e poder são bons. Mas aonde você tem investido a sua riqueza e prosperidade? Ao delegar demais, terceirizar o cuidado do filho, quem sabe você não possa estar deixando a vida passar?

Daí tiramos a diferença entre VIVER E EXISTIR. Existir, na etimologia da palavra, vem de *ex-sistere*, aquilo que vem de fora, da saída, do externo. Você tem vivido ou apenas existido com o seu filho? Com você mesma e com o parceiro?

Quanto mais delegamos ao outro aquilo que escolhemos como nossa responsabilidade, criamos situações futuras que poderão ser desafiadoras. É melhor nós mesmas sermos mães de nossos filhos do que a sociedade vir nesse papel em uma posição futura mais dolorosa.

A lei, o limite é uma forma de amor e não há ninguém melhor do que pai e mãe para oferecer isso a seus filhos. A lei amorosa de hoje evita a lei dura do amanhã.

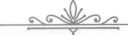 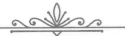

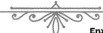 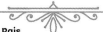

Sogra não é cobra, nem sobra – é obra!

Duas mulheres que amam de modo diferente o mesmo homem. O filho e o marido moram naquele homem e ele certamente quer amar e agradar as duas, mas como pode ser possível?

O caminho mais curto e poderoso de sucesso é o de não competição. Saber admirar o lugar de cada uma e não querer ser mais importante, dividindo a família. Uma conta que eu sempre gosto de mostrar para minhas pacientes é que o bebê vai ser 25 por cento da sogra e 25 por cento do sogro da gestante, e não fica mais fácil conciliar com a história da família do marido o quanto antes?

Eu criei esse slogan: Sogra não é cobra, nem sobra, é obra, uma vez que uma paciente chegou revoltadíssima dizendo que seu bebê não conheceria a sogra, que faria de tudo para isso não acontecer.

Quando isso aconteceu, eu imediatamente pedi que ela se reportasse à própria mãe, o primeiro feminino me parecia muito ferido, esquecido, questionado. Fomos religando a primeira origem, para depois conseguir assumir amorosamente espaço para as origens do outro.

Primeiro, tomar o colo dos pais como foi, depois, formar o seu colo interno da autoacolhida e depois verdadeiramente vem o colo do bebê. Não é cobra, não rasteja e nem muito menos merece a exclusão.

O caminho desse feminino – sogra e nora –merece um lugar de construção contínua e delimitação de limites saudáveis. Quem não está disposta a lidar com a sogra, mata parte de seu parceiro dentro do seu coração.

A formação dos avós

(Aprendizados do *Livro dos Avós – Na casa dos avós é sempre domingo?*)

— Ensinam para a criança que a qualquer hora podem "sair de cena", experiências e aprendizados de finitude.

— Permitem a possibilidade de transmitir a herança biográfica dos antepassados.

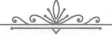 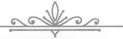

— São capazes de silenciar os delírios poderosos dos pais.

Como podem ajudar à família gravida?

— Podem ser suporte, mas precisam entender que até o que fazem é apoio ou invasão, para isso é muito importante os avós perguntarem aos pais do bebê: quais ajudas vocês querem receber?

— Acompanhar a maternidade da filha ou nora, mas permitir que ela seja a protagonista da sua história, não competindo pela maternidade.

— Ouvir com mais presença e menos julgamentos.

— Oferecer ajuda prática com comidinhas caseiras, cuidar do neto primogênito, sabendo a hora de chegar e de ir embora.

— Permitir que o próprio casal construa por meio de "erros e acertos" as suas formas de cuidado.

QR Code – Live Pré-natal com os avós presentes - um convite a aliança ancestral e homeopatia

Dinâmicas de grupo

Para que juntar as escovas de dentes?

Oferece-te do que tu és e não somente daquilo que tu tens.

Estávamos, minha equipe e eu, preparando a sala para receber as gestantes no "Encontro da Família Grávida", em Sacramento, e como de praxe, colocamos os casais para se olharem nos olhos por cinco minutos contínuos.

Sentavam um de frente para o outro e faziam de novo os seus pactos. Para que todos os dias se escolheriam? Todos os dias ao acordar, no abrir os olhos e no despertar para a alma, olhamos para o parceiro e dizemos: SIM! EU escolho ficar.

Escreveram em um pedaço de papel os primeiros e os atuais motivos do **PARA QUE CASAR?** Escolhiam quem ia dizer primeiro, a mulher dizia ao homem e o homem à mulher. Se abraçavam e depois fizemos uma dinâmica de dança em casal.

Coloquei na cintura deles um elástico que representava a aliança que eles escolhiam firmar, a distância entre eles deveria ser nem próxima demais, que não daria para se movimentar, e nem tão longe, que o elástico poderia cair.

Ali, quantas dinâmicas foram evidenciadas. Alguns querem que o parceiro se movimente mais ou invista mais. Outros valorizam o bailado juntos. Mudamos a música por umas três vezes, vimos quem tinha facilidade de se adaptar e quem era mais apegado à música anterior...

No fim, agradecíamos o outro por dançar conosco da forma como ele conseguia e acreditava e que também aceitava a nossa forma de dançar. Em poucos minutos e tão grandes reflexões, sentamos e compartilhamos o que sentimos. Qual tem sido a minha oferta para mim e para o meu parceiro? Tenho cobrado ou investido na relação? Em terras de MUST HAVE, que tal ser MUST BE?

 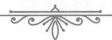

Dinâmica sobre sexualidade

A FOGUEIRA SAGRADA

– Sala de G(estar) do Posto de Saúde Cajuru.

– Parceira de trabalho – Psicóloga Priscila.

Era época de Festa Junina e colocamos uma fogueira fictícia de papel celofane e crepom. Conversávamos sobre o fogo interno do feminino, o que nos motiva? O que me acende, não somente para o outro, mas para mim mesma!

Toda dinâmica que eu faço, sempre penso como três passos para as participantes:

– PENSAR

– SENTIR

– AGIR

Pensar – gosto sempre de trabalhar com algum texto que inspire e incentive a reflexão mais profunda, que realinhe o pensamento e a faça ter alguma nova percepção sobre a própria vida.

Sentir – meditação guiada sobre o que me faz ter prazer na vida, quem e se eu realmente já aprendi a me servir. Gosto profundamente de fazer meditações próprias em que a mulher entre em contato com elementos externos e internos da natureza. A conexão do macrocosmos com o microcosmos.

O que em mim está árido como em solo seco ou então consegue estar úmido e receptivo? Trabalho com elas nesse SENTIR o quanto são donas e merecedoras do próprio prazer. A necessidade de terem autonomia na percepção e no cuidado com o próprio corpo. O corpo como um templo e morada da alma. Quem e como você deixa entrar? Você o/a convida ou então permite ser invadida?

Trabalho os limites com o corpo, com o parceiro, com a Vida. Brinco para terminar: como podemos atingir o PONTO C do parceiro, como ficar na cabeça e no coração do homem?

Sair da tensão. Ir para a tensão. Ter atenção.

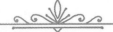 

Dinâmica pré-natal com parceiro

Uma melancia. Um exercício de empatia e compaixão pelo lugar da mulher.

Coloquei o parceiro na frente da parceira e mais uma vez deixávamos que ambos se olhassem por algum tempo. Um convite. Uma porta.

Assim que eles se olhavam, o parceiro segurava a melancia, sentindo o peso, os jeitos e desajeitos para subir escada, dançar, pegar uma sacola, abraçar o outro. Olhando olhos nos olhos, diziam um ao outro:

"Eu divido com você as responsabilidades.
Eu multiplico com você o amor.
Juntos formamos a nossa família."

Assim que eles sentiam no corpo o peso da barriga, orientávamos em certo momento que fizessem um pacto de que fosse fácil.

Lembro-me muito de Joan Garriga colocando nos doze princípios para os casais darem certo, que tinha que ser fácil.

O peso da relação e da maternidade não seria da barriga, mas de querer segurar crenças, idealizações e expectativas que são convites à frustração.

Mas uma gravidez construída em uma comunicação assertiva, na divisão de tarefas domésticas, na permissão de que o parceiro possa ajudar, torna-se muito mais leve.

leve e real.

Conclusão

SER MINA

SER PARA AS GERAIS

Minas é feita de seresteiras, lavadeiras, cozinheiras, bordadeiras, benzedeiras. Minas são várias, já dizia Carlos Drummond de Andrade.

Sempre que me refiro ao meu propósito, gosto de dizer: eu trago em mim as minas de ouro, não mais as escondo dentro dos santos de pau-oco, mas distribuo com as gerais.

Assim são todas as mulheres que atendo e acredito ter a função da consulta homeopática – FAZER COM QUE A PRÓPRIA PESSOA REVELE, RECONHEÇA E OFEREÇA O SEU OURO INTERNO para as suas gerais, para aqueles que ela quer e deseja.

Não se oferece os ouros para quaisquer outros. Ouro é oferecido para aqueles que sabem o valor. E assim gosto de trabalhar com minhas pacientes, SENDO EXTRATORA, LAPIDADORA.

Lembro-me da metáfora de Leonardo da Vinci, quando dizia como foi feita a escultura de Davi. Ele disse: eu apenas a tirei dali. Assim acredito ser uma consulta homeopática. São retiradas as arestas, reconhecida a obra. E entregue à própria pessoa a autonomia de ser a própria escultora da vida.

Assim fiz comigo. De minhas dores fiz minhas pérolas e de minhas pérolas os meus mais lindos bordados.

Obrigada, infinitamente, por bordarem comigo!

Bibliografia

AGOSTINHO, Cristina. **Amor inteiro para meio-irmão**. São Paulo: Ática, 2012.

AÏVANHOV, Omraam Mikhaël. **A educação começa antes do nascimento**. Pub. Maitreya Unip., Lda., 2013.

ARATANGY, Lidia Rosenberg; POSTERNAK, Leonardo. **Livro dos avós**: Na casa dos avós é sempre domingo? São Paulo: Primavera EDU, 2010.

AXNESS, Marcy. **Parenting for peace**: Raising the Next Generation of Peacemakers. Sentient Publications, 2012.

BENATTI, Luciana; MIN, Marcelo. **Parto com amor**. São Paulo: Panda Books, 2011.

BRASIL. Ministério da Saúde. **Atenção humanizada ao recém-nascido**: Método Canguru. Brasília, DF, 2017.

BRASIL. Ministério da Saúde. **Guia do Pré-Natal do Parceiro para Profissionais de Saúde**. Rio de Janeiro, 2016.

BUSNEL, Marie Claire. **A linguagem dos bebês**: sabemos escutá-los? São Paulo: Editora Escuta, 1997.

BUSNEL, Marie Claire. **O bebê e as palavras**: uma visão transdisciplinar do bebê. São Paulo: Instituto Langage, 2013.

DRAIMAN, Mario. **Las personalidades homeopaticas**. 1991.

FILHO. José Martins. **A criança terceirizada**: Os descaminhos das relações familiares no mundo contemporâneo. Campinas: Papirus, 2007.

GONZÁLEZ, Carlos. **Bésame Mucho**. São Paulo: Editora Timo, 2015.

GUTMAN, Laura. **Maternidade e o Encontro com a própria sombra**. BestSeller, 2016.

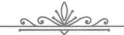

HASSAUER, Werner. **O nascimento da individualidade**. São Paulo: Antroposófica, 1987.

HERRERO, Luciana. **O diário de bordo da família grávida**: Guia prático para uma gestação mais feliz. São Paulo: Aninhare, 2018.

KLAUS, Marchall H.; KENNEL, John H. **Pais/Bebê** – A Formação do Apego. São Paulo: Artes médicas, 1992.

KÖNIG, Karl. **Irmãos e Irmãs**: Um Estudo em Psicologia Infantil. São Paulo: Antroposófica, 1995.

LAZNIK, Marie Christine. **A hora e a vez do bebê**. São Paulo: Instituto Langage, 2013.

LEBOYER, Frédérick. **Nascer sorrindo**. São Paulo: Editora brasiliense, 1992.

MALDONADO, Maria Tereza. **Psicologia da gravidez**. São Paulo: Ideias e Letras, 2017.

MOREIRA, Maria Elisabeth Lopes. **Quando a Vida Começa Diferente**: o bebê e sua família na UTI neonatal. Rio de Janeiro: Fiocruz, 2003.

MURARO, Rose Marie. **Feminino & Masculino**: Uma nova visão para o encontro das diferenças. Rio de Janeiro: Record, 2010.

ODENT, Michel. **A cientificação do Amor**. São Paulo: Momento Atual, 2005.

PIONTELLI, Alessandra. **De feto a criança**: um estudo observacional e psicanalítico. Rio de Janeiro: Imago, 1995.

RELIER, Jean-Pierre. **L'aimer avant qu'il naisse**: Le lien mère-enfant avant la naissance. Robert Laffont, 1993.

RODRIGUES, Lívia. **Lobas e Grávidas**: guia prático de preparação para o parto da mulher selvagem. São Paulo: Ágora, 1999.

SANKARAN, Rajan. **Esquema de Sankaran**. São Paulo: Organon, 2021.

SOCIEDADE de Pediatria do Estado do Rio de Janeiro. **Receitem Natureza para as Crianças**. Por José Martins Filho. YouTube, 9 de out. de 2016.

Disponível em: https://www.youtube.com/watch?app=desktop&v=DVK-jP4d2jGw. Acesso em: 18 nov. 2024.

SZEJER, Myriam. **A Escuta Psicanalítica de bebês na maternidade**. Casa do Psicólogo, 1999b.

SZEJER, Myriam. **Palavras para nascer**. Casa do Psicólogo, 1999a.

SZEJER, Myriam. **Se os bebês falassem**. São Paulo: Instituto Langage, 2016a.

SZEJER, Myriam; DOLTO, Catherine. **A aventura do nascimento de bebês com reprodução assistida**. São Paulo: Instituto Langage, 2016b.

TYLER, Margareth. **Retratos de medicamentos homeopáticos**. São Paulo: Organon, 2019.

VAN DER ZEE, Harry. **Miasms in labour**. [*S. l.*]: Homeolinks Publisher, 2022.

VERNY, Thomas; WEINTRAUB, Pamela. **O bebê do amanhã**: Um novo paradigma para a criação dos filhos. São Paulo: Barany, 2014.

WILHEIM, Joanna. **O que é psicologia pré-natal**. São Paulo: Casa do Psicólogo, 2015.

WINNICOT, Donald Woods. **Os bebês e suas mães**. São Paulo: WMF Martins Fontes, 2013.

Sugestões para assistir:

- *O Renascimento do Parto* (1, 2 e 3)
- *Philomena*
- *Lion: Uma jornada para casa*
- *Uma espécie de família*
- *Árvore da Vida*
- Documentário: *O começo da Vida*
- Série: *Call the midwife – Chame a parteira*

Conheça também!

@amae.homeopatia

Fotografia: Ilana Lages @ilanalages – (31) 99322-2022

Tabela 1 – Medicamentos sobre GESTAR

Planta	Remédio para	Chave	Sintomas raros, estranhos e peculiares	Estado emocional	Piora com	OBS.
Aconitum	Pânico.	Inquieta.	Acorda para urinar entre meia-noite e 3 da manhã.	Medrosa e afastada dos entes queridos.	Toque.	Pessoas que precisam de *Aconium são inquietas e tendem a temer o pior. Especificamente, podem ter medo de cair durante a gravidez e medo da morte. Quando se sentem mal, seus sintomas aparecem de repente e de forma intensa, causando pânico.* Aconium é um bom remédio para cortar as coisas pela raiz, especialmente se os sintomas começaram com um resfriado. Há perda de apetite e a boca tem um gosto amargo. Existe uma tendência à secura e sede e constipação com pele seca. O reto, as hemorroidas e as varizes têm uma sensação de contusão. Útil na ictericia. Dor de dente. Retenção dolorosa de urina.
Ant Tart	Tosses ruidosas e mucosas.	Arrotar traz alívio.	Rosto ficar quente após comer.	Irritada.	Calor, deitada, em companhia, às 16h.	Desgosto por comida. Sabor amargo na boca. Aumento de saliva. Enjoo matinal com vômito de muco, peso no peito. Sem sede. Alternando entre constipação e diarreia. Mãos suadas.

Planta	Remédio para	Chave	Sintomas raros, estranhos e peculiares	Estado emocional	Piora com	OBS.
Apis	Retenção de líquidos (edema).	Dores agudas.	Sensação de ânus aberto na diarreia.	Ciumenta e temperamental.	Superaquecimento entre 16h e 18h.	*Útil em ameaça de aborto com dores agudas na região ovariana. Hemorroidas com dores agudas. Constipação* – evacua com dor aguda. Retenção de líquidos nos pés, tornozelos e lábios vaginais. Sem sede.
Arg nit	Diarreia relacionada à ansiedade.	Apto para estourar.	A cabeça e o estômago parecem estar se expandindo.	Ansiedade antecipatória com nervosismo.	Quando o prazo se aproxima.	Tendem a se esforçar mentalmente e sofrem exaustão e tremores. Muitos distúrbios digestivos. Propensa ao vento preso, que é aliviado com arrotos. Gulosa, mas os doces pioram os problemas digestivos. Talvez seja útil antes do nascimento, especialmente se você estiver se sentindo apressado nos preparativos para o parto.

Planta	Remédio para	Chave	Sintomas raros, estranhos e peculiares	Estado emocional	Piora com	OBS.
Arnica	Choque, trauma físico e aumento de energia.	Machucada.	A cabeça está quente. O corpo está frio.	Desconectada. "Estou bem. Deixe-me em paz".	Toque (ver também Acônito).	Sensação de que o bebê está deitado transversalmente. Sente-se machucada pelos movimentos do bebê. Dor nas costas por ficar em pé. Exaustão. Sensações machucadas e doloridas dificultam os movimentos. Micção com sensação inacabada. Se tomado após uma queda reduz a ameaça de aborto espontâneo. Pode ser tomado para obter um aumento temporário de energia, desde que você descanse mais tarde.
Arsenicum	Intoxicação alimentar.	Dores ardentes.	Melhor por estar apoiada na cama.	Meticulosa, exigente, ansiosa.	Ficar sozinha, entre meia-noite e 3h.	Durante a gravidez, seu corpo pode ficar muito mais sensível a alimentos que não sejam do mais alto padrão. Se sentir vómitos e diarreia, com sensações de ardor no estômago, esófago e reto, depois de comer ou beber, este é o remédio que necessita. Aumento da salivação. Cólicas. As dores abdominais surgem após o luto. Desmaio. Fraqueza. Perda de peso. Também é útil para enjoos matinais e varizes.

Planta	Remédio para	Chave	Sintomas raros, estranhos e peculiares	Estado emocional	Piora com	OBS.
Belladona	Febre alta com delírio.	Dores latejantes, calor.	Rosto vermelho e quente com pupilas dilatadas.	Nervosa.	Barulho, luz, choque, *às* 15h.	Os dentes, a cabeça ou as artérias carótidas latejam violentamente. Todas as queixas surgem repentinamente (veja também *Aconitum*). Útil se você tiver uma doença leve e intensa com febre alta durante a gravidez. Hemorroidas com sensação das costas estão quebrando. Insônia. Desmaio. Retenção de urina. Proteína na urina. Vontade constante de urinar. Remédio importante para mastite, use se o peito estiver vermelho e latejante.
Bryonia	Ameaça de aborto espontâneo após esforço excessivo e superaquecimento.	Secura.	Gosta de permanecer absolutamente imóvel.	Com saudades de casa, preocupada com o trabalho, irritada.	*Às* 21h.	Importante remédio para mastite quando a mama está pálida e extremamente dolorida. Tosse seca pela manhã. Náusea ao acordar. Vômito imediatamente após comer. Cólica com abdômen tenso e azia. Os sangramentos nasais ocorrem no momento em que a menstruação deveria estar prevista. Dores de cabeça intensas. Constipação com fezes secas e queimadas. Lábios secos e ressecados. Sedenta por grandes quantidades de bebidas geladas. Pior para barulho e menor movimento, até mesmo dos olhos.

Planta	Remédio para	Chave	Sintomas raros, estranhos e peculiares	Estado emocional	Piora com	OBS.
Calc carb	Insônia depois das 3 da manhã.	Desajeitada.	Deseja ovos.	Adora ordem e rotina.	Longe de casa, ficando com frio e molhada.	Vertigem ao subir as escadas. Tendência a tropeçar e cair. Constipação com fezes grandes e duras. Diarreia com sensações de rastejamento e coceira. Hemorroidas e varizes. Pés frios e úmidos. Suores azedos, especialmente na parte de trás da cabeça. Muitos medos: ratos, camundongos, insetos, fogo, ser assassinada, altura.
Calendula	Propriedades antissépticas.					Use se você sofrer um corte, uma ferida aberta ou uma queimadura ou escaldamento superficial para reduzir o risco de infecção. Reduz o risco de formação de queloides (cicatrizes elevadas). Útil após cesarianas, episiotomias e rupturas no períneo. Uso específico para dores nos seios sob o mamilo durante a gravidez. Útil em episódios leves de cistite (ver também *Cantharis*). Cansaço depois de caminhar.

Planta	Remédio para	Chave	Sintomas raros, estranhos e peculiares	Estado emocional	Piora com	OBS.
Cantharis	Queimaduras e cistite com ardência.	Dores cortantes e ardentes.	Sede ardente e intensa.	Irritação mental e física intensa.	Aquecer.	Remédio importante para o trato urinário, com ardor antes, durante e depois de urinar e dificuldade para urinar. Útil na eclâmpsia (ver também *Apis*). Vômito com dor e queimação no piloro.
Carbo veg	Dispneia (falta de ar).	Estado de colapso, sonolenta ou lenta.	Melhor por ser abanada.	Indiferença ou confusão.	Calor, desidratação, roupas apertadas.	Remédio importante para distúrbios digestivos. Útil para vento preso, inchaço, arrotos e flatulência com mau cheiro. A respiração pode ser asmática, sibilante. Não conseguir oxigênio suficiente. O corpo e a respiração ficam frios. Em estado extremo procure atendimento médico com urgência, dando remédio no caminho.
Chamomilla	Dor de dente.	As dores são insuportáveis.	"Não sei o que eles querem."	Mal-humorada, hipersensível, inquieta.	Superaquecimento, das 21h à meia-noite.	*Útil em situações em que as dores são extremas e* a sofredora fica irritada e chateada com as pessoas ao seu redor. Ótimo remédio para dor de dente, dor de ouvido, cólicas e insônia com irritabilidade intensa.

Planta	Remédio para	Chave	Sintomas raros, estranhos e peculiares	Estado emocional	Piora com	OBS.
China	Desidratação.	Fraqueza.	Pior para toque leve, melhor para pressão forte.	Ansiosa, apática.	Ao acordar, pelo barulho, comendo fruta.	*Ótimo remédio para anemia e fraqueza causada pela perda de líquidos após vômitos, diarreia ou suor abundante.* Em alguns casos, aquelas que precisam deste remédio terão descoloração azulada sob os olhos. Importante tomar medidas imediatas para reidratar, assim como tomar o remédio.
Drosera	Vômito de muco.	A tosse causa engasgos, dores e vômitos.	Sensação de uma pena na garganta.	Teimosa, desconfiada.	Antes da meia-noite.	*Útil quando tosse ou vômito provoca sangramento nasal* (ver também Ipecacuanha). O peito parece machucado e melhor para pressão. Adequado para tosses violentas (incluindo tosse convulsa), em que *não há tempo para recuperar o fôlego. Às vezes, o rosto ficará azulado.* Em casos extremos procure atendimento médico imediato dando o remédio no caminho.

Planta	Remédio para	Chave	Sintomas raros, estranhos e peculiares	Estado emocional	Piora com	OBS.
Gelsemium	Gripe e medo do palco.	Peso, até mesmo nas pálpebras.	Urinar melhora os sintomas por um tempo.	Geralmente apática, às vezes excitável.	Qualquer esforço físico.	Propensa a distúrbios visuais durante a gravidez. A ansiedade antecipatória leva a uma sensação de "coelho nos faróis" com tendência à diarreia (ver também *Arg. nit.* e *Lycopodium*). Tremendo. Arrepios na espinha. Sonolência. Tontura. Vigilância mental com prostração física. Remédio muito útil para sintomas de gripe ou gripe.
Hepar sulph	Feridas dolorosas e infectadas.	Costuras intensas, dores semelhantes a lascas (ver também *Arg. nit.*).	Os sintomas pioram quando as mãos ou os pés ficam descobertos.	Agressiva, intensa, apressada.	Frio, toque, barulho, esforço e durante a noite.	Útil quando alguém está extremamente frio, com suor abundante, frio e com cheiro azedo. O enfermo pode apresentar sons como latidos, advindos de tosse seca, crupe, dor de garganta dolorosa, como se algo estivesse preso nela, amígdalas ulceradas, abscessos e pus.

Planta	Remédio para	Chave	Sintomas raros, estranhos e peculiares	Estado emocional	Piora com	OBS.
Hypericum	Dor no nervo.	Dores extremas e agudas.	Os sintomas pioram quando as mãos ou os pés ficam descobertos.	Chocada.	Frio e pressão física.	Útil para aliviar a dor sacral durante a gravidez ou dores doloridas, machucadas e dilacerantes na região lombar. Tome-o se cair sobre o cóccix ou prender os dedos das mãos ou dos pés, pois reduz a probabilidade de lesões nervosas e dor.
Ignatia	Trauma emocional e transtornos por decepção de amor.	Sintomas paradoxais (vazio não é melhor para comer).	Soluços, suspiros e bocejos.	Descrença, raiva, tristeza, histeria, nervosismo e excitabilidade.	Ar puro, fumaça de tabaco, café (até o cheiro deles) e advertência.	Se os sintomas surgirem logo após receber notícias chocantes ou perturbadoras, pense nesse remédio, principalmente se não houver reação imediata ou se a reação for intensa a ponto de gerar histeria.

Planta	Remédio para	Chave	Sintomas raros, estranhos e peculiares	Estado emocional	Piora com	OBS.
Ipecacua-nha	Náusea persistente.	O vômito não traz alívio.	Salivação constante e língua limpa.	Ansiosa, opositora e de difícil agrado.	Alimentação em excesso.	Remédio importante para pessoa com enjoos matinais, forte aversão à comida ou que vomita tudo, inclusive água. Ajuda a parar o sangramento vermelho brilhante que começa repentinamente, incluindo sangramento nasal, sangramento uterino e sangramento de hemorroidas. Use para tosse seca com asfixia e engasgos (ver também Torta de Formiga e Drosera) e dor aguda nos rins na sexta semana de gravidez.
Kali bich	Sinusite dolorosa.	Muco pegajoso, fedorento e amarelo esver-deado.	Dores em pequenos pontos localizados, errantes.		Ao acordar, à noite e depois de comer.	Útil para tratar narinas doloridas, gotejamento pós-nasal, rouquidão, dores de cabeça e de ouvido relacionadas aos seios da face, com articulações doloridas e machucadas em um local, que muda. O remédio é facilmente refrigerável e importante para queimaduras profundas que demoram a cicatrizar.

Planta	Remédio para	Chave	Sintomas raros, estranhos e peculiares	Estado emocional	Piora com	OBS.
Lachesis	Ondas de calor.	Odeia se sentir constrangida.	Os sintomas começam à esquerda e podem mover-se para a direita.	Deprimida, ciumenta, muito animada, faladora e crítica.	Ao acordar, à noite e depois de comer.	É um remédio hormonal muito importante (ver também Sépia) que tem muitos usos durante a gravidez. Tendência a sentir-se fraco, com perda de cabelo, vômito à tarde ou à noite, dores de ouvido do lado esquerdo, dores de garganta, varizes e sangramento fácil devido a ferimentos. Chorar ajuda o humor.
Ledum	Feridas por punção (incluindo epidurais).	Dor reumática nas articulações.	As dores vagam.		Mover-se, caminhar, ser tocado.	Na gravidez, é indicado para dor persistente que se estende do sacro até as coxas. Geralmente, as dores nas articulações menores passam das extremidades em direção ao corpo à medida que a condição piora. Útil para olhos roxos e feridas perfurantes em tecidos profundos (plantas dos pés e palmas das mãos). Reduz o risco de sepse.

Planta	Remédio para	Chave	Sintomas raros, estranhos e peculiares	Estado emocional	Piora com	OBS.
Lycopodium (veja também *Gelsemium* e *Arg. nit.*).	Medo de falar em público	Sente-se saciada depois de comer muito pouco.	Os sintomas começam à direita e podem mover-se para a esquerda.	Mandona em casa e charmosa quando necessário.	16h às 20h, ao comer cebola, feijão e brássicas.	O enfermo carece de autoconfiança, embora possa não parecer. Remédio útil para estômago e abdômen inchados, flatulência, tendência a varizes dolorosas. Os movimentos fetais são violentos, como se o bebê estivesse dando cambalhotas!
Mag phos	Cólicas.	Dores nevrálgicas e cólicas.	Sentir frio ao ar livre.		Sentir frio ao ar livre.	Apelidada de aspirina homeopática, é útil para dor de ouvido, dor de cabeça, cólicas e ciática. As pessoas que precisam desse remédio geralmente gostam de ficar em casa, de se aquecer e de serem mimadas.

Planta	Remédio para	Chave	Sintomas raros, estranhos e peculiares	Estado emocional	Piora com	OBS.
Merc viv	Úlceras na boca.	Hálito, urina, suor, saliva e secreções fedorentas.	Sensível às menores mudanças de temperatura.	Ansiosa, inquieta, descontente e confusa.	Calor, frio, à tarde à noite.	Útil para aumento da salivação, boca seca, sabor metálico, sede extrema, dor de garganta do lado direito, abscessos, úlceras, dores ósseas, azia e tendência a abortar no terceiro mês. *Se você tiver sintomas, é de vital importância evitar o mercúrio, especialmente durante a gravidez. O mercúrio está presente nas obturações de amálgama e pode ser liberado durante o tratamento odontológico. Sempre que possível, adie o tratamento dentário até depois do nascimento. O mercúrio também está presente em peixes grandes, como o atum, e na maioria das tintas e colas. Também é usado como conservante em muitos outros produtos químicos – verifique os rótulos.
Natrum mur	Herpes labial e dor silenciosa.	Anseia por sal.	Não consegue usar o banheiro se alguém estiver ouvindo.	Lenta para perdoar e esquecer, estoica e privada.	Calor do sol às 10h e esforço.	Remédio hormonal importante. Tendência a remoer tristezas do passado e sentir-se desapontado ou indignado com o comportamento dos outros. Seque com lábios ressecados e rachados. Sedento e frio. Propenso a herpes labial após exposição ao sol.

Planta	Remédio para	Chave	Sintomas raros, estranhos e peculiares	Estado emocional	Piora com	OBS.
Nux vomica	Redução do desejo por álcool durante a gravidez.	Desejo de comida picante.	Suores unilaterais.	Irritada e ansiosa.	Excesso de alimentos ricos, excesso de trabalho e frio pela manhã.	Ativa a função hepática. A digestão é perturbada, levando, causando irritabilidade intensa (ver também *Bryonia*). Acha difícil vomitar, embora definitivamente ajude a aliviar os sintomas. Tendência a hemorroidas e varizes.
Phosphorus	Sangramento nas gengivas na gravidez.	Calor ardente e dores.	Vomita quando a comida aquece no estômago.	Borbulhante, extrovertida, e excessivamente empática, levando ao exaustão.	Trovões e relâmpagos, jejum, deitar do lado esquerdo.	O rosto pode inchar durante a gravidez. Sangra facilmente, especialmente nas gengivas. Pele amarelada com lábios e unhas azuis. Propenso a desenvolver anemia e hemorragia. Forte aversão à água.
Pulsatilla	Sentimento de impotência com choro.	Mutabilidade de humor e sintomas.	Desejo de fugir e se esconder durante a gravidez.	De natureza doce, mas indecisa.	Crepúsculo, molhar os pés, ficar com frio, expor-se ao sol, vento, tempo úmido e a quartos abafados.	Remédio hormonal importante, adequado para quem tem dificuldade em se adaptar às mudanças corporais que a gravidez traz. A pessoa geralmente não tem sede e precisa de apoio, segurança e companhia. O remédio é frequentemente necessário para sinusite (ver também *Kali bich*) e para ajudar bebês em posição pélvica ou transversal a virar, se usado na 36ª semana de gravidez.

Planta	Remédio para	Chave	Sintomas raros, estranhos e peculiares	Estado emocional	Piora com	OBS.
Rhus tox	Distensões musculares.	Uma porta que range, o primeiro movimento dói mais.	Possui um triângulo vermelho na ponta da língua.	Inquieta de ansiedade ou dor, chorosa.	Ficar com frio, expor-se a umidade e correntes de ar, ao deitar e depois das 12h.	Útil para tratar dores, feridas, hematomas, lacrimejamento, queimação, pontadas e dores reumáticas. Os ossos pélvicos parecem soltos, mas rígidos durante os primeiros movimentos. Melhor para bebidas quentes, um banho quente ou uma cama aconchegante. Útil após esforço excessivo (ver também *Arnica* e *Bryonia*) e para entorses e distensões musculares. Um importante remédio para gripe.
Ruta	Tensão ligamentar e ocular, lesão na superfície óssea.	Semelhante ao *Rhus tox*, mas menos inquieto.		Cansaço.	Mentira sobre a parte afetada.	Alguns estudos relatam que até 50% de todas as mulheres grávidas sentem dores nas costas e na pélvis. Durante a gravidez, seu corpo libera um hormônio chamado relaxina, que suaviza os ligamentos e as articulações, destravando a pélvis em preparação para o nascimento. Essa mudança indica que seus ligamentos e articulações podem ficar tensos inadvertidamente (ver também *Arnica, Bryonia* e *Rhus tox*).

Planta	Remédio para	Chave	Sintomas raros, estranhos e peculiares	Estado emocional	Piora com	OBS.
Sepia	Mulheres exaustas.	Arrastando-se e suportando dores.	Como se o prolapso ocorresse e tudo caísse.	Indiferente, retraída, irritável e excessivamente sensível.	Falta de refeição, falta de exercício e falta de companhia.	Remédio hormonal importante, que cobre um maior número de sintomas na gravidez e é mais frequentemente necessário do que qualquer outro. É particularmente útil em ameaças de aborto ou em ocorrência de rosto amarelado, principalmente no nariz. Olheiras escuras sob os olhos. Sensível demais a ruídos, cheiros e dor. Evita família e parceiro. Prefere ficar sozinho e descansar.
Silicea	Forçar a saída de lascas e outros corpos estranhos.	Muito propenso a contrair infecções, com baixa imunidade e manchas brancas nas unhas.	Pés frios, úmidos, suados e fedorentos.	Excessivamente consciensiosa, sem confiança e tímida.	Tempo frio e úmido, correntes de ar.	Remédio útil para mamilos rachados, doloridos e invertidos. Alivia dutos de leite bloqueados, abscessos mamários, movimentos fetais violentos que doem e constipação com fezes "tímidas" que escorregam para trás. Ajuda bebês com canais lacrimais bloqueados.

Planta	Remédio para	Chave	Sintomas raros, estranhos e peculiares	Estado emocional	Piora com	OBS.
Staphysagria	Sentimentos de violação.	Pressionando, puxando, rasgando, dores doloridas.		Raiva reprimida, raiva, humilhação, tristeza. Mutável.	Operações cirúrgicas envolvendo qualquer orifício, toque, falta de refeição, esforço e cochilos.	Bom remédio para quem não consegue dizer "não" e depois se sente aproveitado. Pode ser necessário após exames invasivos ou exames médicos, nos quais você se sente chateado posteriormente. Esconder sentimentos verdadeiros faz com que os sintomas apareçam. Remédio importante para cistite (ver também *Cantharis*).
Sulphur	Tipos de sangue quente e coceira.	Descargas ofensivas, ardentes e corrosivas.	Sensação de afundamento às 11h. O umbigo se projeta à noite.	Indiferente à aparência, preguiçosa, argumentativa.	Calor, banho, 10h-11h.	Útil para náuseas do primeiro trimestre. Propenso a sofrer com ondas de calor, demônios do ar fresco, pernas inquietas devido ao calor da cama, a dormir mal ou ter insônia, também devido ao superaquecimento. Muitas vezes acorda cedo para evacuar.

Tabela 2 – Medicamentos sobre PARIR

Medica-mentos	Mental	Características	Miasma de Harry Van der Lee	Miasma Sankaran	Diagnóstico diferencial
Aconitum napellus	Ilusão de que a cabeça é muito grande, de que está à beira da morte, medo de lugares estreitos, de multidão, de sufocar, de túneis. Sensação de morte durante período expulsivo. Para o bebê entrar no canal de parto é aterrorizante e perigoso, podendo-se esperar medo do grande mundo. Ilusão de que está longe de casa, de que está inchado, de que é pequeno. Ansiedade em neonatos. AGORAFOBIA.	Bebê fica com os olhos arregalados, presumivelmente com medo, com movimentos cardíacos fracos e imperceptíveis. Sangramento abundante, súbito e violento de pós-parto.	Agudo.	Agudo.	
Arsenicum album	Ilusão de que chegou a hora de morrer, putrefação, conspiração e contaminação.	Dores queimantes, ilusão e sonhos com fogos.			
Anacardium	Antagonismo consigo mesma, falta de confiança em si e contradição. Ilusão de que é separada do mundo, de que o diabo fala em um ouvido e um anjo em outra. Vontade de contradição. Separação mente corpo, bem e mal. Identifica-se com o ofensor.			Câncer.	

Medicamentos	Mental	Características	Miasma de Harry Van der Lee	Miasma Sankaran	Diagnóstico diferencial
Aurum metallicum	Tendência suicida, ilusão de que não é apreciado, solidão, abandono, orgulhosa. Desespero religioso, de que não tem valor próprio e de que não será bem-sucedida. Casos de circular de cordão.			Sifilítico.	
Anhalonium	Ilusão de que comete erros. Sente-se carregada pela música, sente fusão do eu com o ambiente e perda da concepção do tempo. "Eu imaterial", que foge da realidade, tem perda de vontade e aumento da introvisão.		Pré-miasma.	Câncer.	
Argentum nitricum	Antecipação, agorafobia, ansiedade com prazos, medo de falhar, impulsividade e perda de controle.	Fezes por ansiedade, assim como no feto, que perde mecônio quando o canal do parto esmaga e sufoca.		Sicótico, tuberculínico e câncer.	

Medica-mentos	Mental	Característicos	Miasma de Harry Van der Lee	Miasma Sankaran	Diagnóstico diferencial
Atropa belladona (Belladona)	Experiência de parto principal – sensação de estar ferida, injuriada e assassinada. O novo lar não parece ser seguro. "Por vezes, possuem poderes mágicos com qualidades de inspiração e entusiasmo, e outras horas obsessão por assuntos metafísicos" – Harry Van der Zee (2010).	Ilusão de que a casa está em chamas, de que chegou a hora da morte, de que as coisas familiares parecem estranhas, de que se é balançado, de que se está longe de casa, com corpo afundado entre as coxas, de que o corpo está aumentado ou cortado em dois, de que vê faces, de que vê gigantes, de que será ferido ou assassinado. Sangramentos AGUDOS, em jatos quentes e vermelho-vivo, face quente e vermelha, pupilas dilatadas e olhar selvagem, como se a cabeça fosse arrebentar.		Agudo.	
Antimonium crudum	Irritada pelo toque, a criança chora, tem aversão a companhia e desejo de solidão. Tem sonhos com injúrias e mutilações. Tem medo do TOQUE e fica sentimental ao luar.				

Medicamentos	Mental	Característicos	Miasma de Harry Van der Lee	Miasma Sankaran	Diagnóstico diferencial
Bismuthum	Bancarrota – menos exigente: gosta de se agarrar e segurar na mão.	Ilusão de que está caindo.	Sífilis.		
Matricária chamomilla (Camomila)	Raiva pelas dores, inquietude, irritabilidade e raiva pela dor do parto, que gera disposição à luta. Aversão a companhia e a ser tocada (bate e chuta coisas e pessoas). Precisa sair da cama durante o parto. Angústia durante o parto. Maliciosa, começa a ter uma percepção daquilo que não se quer. "Do contra".	Dores desesperadoras de parto.	Transição sicose – sífilis.		
Carcinosinum	Desejo de companhia, ilusão de martírio, transtornos por rudeza, fastidioso, raiva pelos próprios erros, sensível a repreendas, Transtornos por responsabilidade precoce. Ansiedade por seus parentes.	Feto dança como música.	Transição sicótico – sifilínico.	Câncer.	
Calcarea carbonica	Consciente de sua fraqueza interior, envergonhada da sua vulnerabilidade, procura por proteção e abrigo a fim de se proteger. Viajante; espera, se prepara, mas depois de mover-se não é impedida facilmente.		Psora.	Psórico.	

Medicamentos	Mental	Característicos	Miasma de Harry Van der Lee	Miasma Sankaran	Diagnóstico diferencial
Calcarea phosphorica	Desejo de sair e ir para casa quando já está nela. Ilusão de que precisa voltar para casa, sentindo nostalgia e saudade. Quando criança, quer ser amamentada o tempo todo. É gemente e mal-humorada, além de ter aversão a interferências.		Transição psora-sicose.	Tuberculínico.	
Cimicifuga	Engaiolada, tem ilusão de que está presa em uma nuvem negra, sente medo da morte e ilusão de que os seus braços estão amarrados no corpo. Tem medo de ser morta pelas pessoas de casa, medos antecipatórios e pressentimento de morte.	Rigidez de colo e dores no topo da cabeça, abrindo e fechando-a.	Transição sicose-sífilis.		Muito adequado ao trauma de abuso sexual: *Staphysagria*, *Sepia*, *Anacardium*, *Lac caninum*, *Arnica* e *Cimicifuga*.
Cuprum	Sente-se como um soldado paralisado por cãimbra. Ansiedade durante e após a expulsão e cãimbras após a expulsão. Delírio durante a gravidez, insanidade com dores abdominais e transtornos na gravidez. Prepara para a batalha na fase sifilínica do trabalho de parto.	Respiração: asfixia em neonatos.		Psórico.	Criança nasce asfixiada + mecônio: ameaça de morte, transição da sífilis para agudo – pensar em *Opium* e *Cuprum*.

Medicamentos	Mental	Característicos	Miasma de Harry Van der Lee	Miasma Sankaran	Diagnóstico diferencial
Coffea cruda	Angústia pela PLACENTA RETIDA, ansiedade, desespero e desmaio durante o parto. Ilusão de que vai enlouquecer durante o parto. Sentidos exagerados, extrema sensibilidade à dor. Benevolência, ilusão de que é uma criminosa. Sente agudamente as necessidades dos outros. Criança com sensação de ser a fonte da desavença dos pais.			Sicótico.	Criança nasce asfixiada + mecônio: ameaça de morte, transição da sífilis para agudo – pensar em *Opium* e *Cuprum*. Asma sicótica no parto: *Natrum sulphuricum* e *Medorrihnum*.
Fluoric acidum	Ilusão de que algo terrível pode acontecer, de que seus compromissos precisam ser interrompidos. Impressão de perigo, ambivalente.			Sifilínico.	Relacionamento com a vagina é ambivalente comparado com *Platinum*: excitada com medo.

Medicamentos	Mental	Características	Miasma de Harry Van der Lee	Miasma Sankaran	Diagnóstico diferencial
Gelsemium	Medo de sair, antecipação, covardia, ante a expectativa de deixar excitação nervosa durante a expulsão, o ninho. Desmaio por dores, histeria durante o parto, ilusão de que estupefação e inconsciência está prestes a morrer. Loquacidade no durante período expulsivo. final do parto, medo de aparecer em Precisa aprender a relaxar, público, medo de perder o controle. deixar o ninho seguro e ser autossuficiente.	Imagem: passarinho trêmulo	Transição sicose à sífilis.	Sicótico.	
Hyosciamus niger	DELÍRIO DURANTE O PARTO, com desejo de incendiar as coisas, desejo sexual aumentado no parto e ilusão de que caça pavões. Insanidade erótica, deseja ficar nua. Ilusão de casamento, com desejo muito forte de unir-se à pessoa amada. Necessita sentir esse contato, pois para ela é questão de vida ou morte: está tão vulnerável e dependente do outro como uma criança depende de sua mãe. Deseja estar totalmente unida com o outro, sem limites. Ilusão de que está em lugares errados, de que vai sofrer injúria.			Agudo.	

Medica-mentos	Mental	Caracteristicos	Miasma de Harry Van der Lee	Miasma Sankaran	Diagnóstico diferencial
Hydrogenium	Benevolência, ilusão de beleza, de que presencia Deus ou de que está no céu. Sonho da mãe sobrevoando, unificando-se com a Consciência Maior. Medo de estar nesse mundo.				
Helium	Estabelece relação com ambiente – como em gêmeos que não conversam.	Usado para pacientes que nasceram de cesáreas eletivas – a decisão do parto não condizia com a idealização do feto. O feto se sente sacado do útero.			
Lachesis muta	Ciúmes que levam a matar, oriundos de autoestima exagerada ou marido que não presenteia. Ilusão de que está sendo espionada, perseguida e ofendida. Sonhos com mortes. Afecções religiosas, delírio erótico, êxtase loquaz, ilusão de que vê fogo. Sente lascívia, luxúria, vivacidade, esperteza e ânimo.		Sífilis.	Entre sicose e sífilis.	
Lac caninum	Asco pela vida, desdenha o 'sim', ilusão de que é olhado de cima, de estar coberto por nuvens e de que tudo é mentira.			Sicótico.	Sentir-se sujo (sintoma sicótico): *Sulphur* e *Psorinum*.

Medica-mentos	Mental	Característicos	Miasma de Harry Van der Lee	Miasma Sankaran	Diagnóstico diferencial
Lycopodium	Abusada, avessa a responsabilidades, ditadora, sentindo falta de confiança. Faz-se de rica e tem MEDO DE FALHAR.		Psora.	Psórico.	
Lyssinum	Ansiedade durante o parto, ilusão de que está sendo atormentada, de que está no inferno, de que tudo é estranho. Medo da gravidez e de lugares estreitos. Procura fazer cessar seus tormentos, sente raiva destrutiva, acorda com vontade de sair dos maus tratos. Sai da menos-valia para a autoapreciação.		Transição sicose para sífilis.	Agudo.	Usado em casos de abuso durante a gravidez, atormentada pela pessoa que depende. Desejo de matar e atacar.
Mercurius	Sensação de que todos são seus inimigos, de sofrer tormentos no inferno. Revolucionária, anarquista.	Sensação de queimação na vagina, sonhos com fogo. Ilusão de coisas vivas rastejando na vagina à noite.	Sífilis.	Sífilis.	
Mezereum	Conflito de lealdade, raiva com rápido arrependimento. Ambivalente, com impulsos reprimidos.	Face desfigurada, raiva *versus* vergonha e culpa. Sentimentos conflituosos, censurados e estigmatizados. Interior *versus* exterior.			

Medicamentos	Mental	Característicos	Miasma de Harry Van der Lee	Miasma Sankaran	Diagnóstico diferencial
Mancinella	Ansiedade com sensação de que perdeu o controle, ilusão de estar possuído, tomado pelo diabo, medo de perder a razão. TRANSTORNOS POR COMPULSÃO. Ideias fixas.		Sicose.		
Medorrhinum	Desespero, pouco o importa ir ao céu. Ilusão de que cometeu um crime imperdoável e que irá para o inferno. Sensibilidade *versus* crueldade. Antecipação de assuntos prévios, com medo do desconhecido. Posterga tudo pressentimento de morte ou antecipa mudanças, com medo de que aconteça algo. Falta de progressão: preso, fixo.				
Magnesia bromata	Benevolência, cheia de preocupações, afetuosa e pronta para agir. Transtornos por desprezo.				

Medicamentos	Mental	Características	Miasma de Harry Van der Lee	Miasma Sankaran	Diagnóstico diferencial
Opium	Covardia, ilusão de que as pessoas querem executá-lo, esfaqueá-lo. MEDO DE ABORTO NA ÚLTIMA PARTE DA GRAVIDEZ. Pressentimento de perigo iminente, ou seja, muito medo de ser chutado. Ilusões: fogo, morte, de que o corpo está aumentado, de que está inchado, é tocado ou está ausente em casa. Angustiada, sente CONVULSÕES PUERPERAIS, segura e tenta agarrar os outros. Demonstração do choque devido ao medo. Benevolência, ilusão de que está no céu. Nada mais é desejável.	Asfixia em recém-nascidos.			
Nitricum acidum	Aversão a pessoas, desespero, pena de si mesmo, ilusão de que está separado do corpo, recusando consolo. Ser vítima é estar sem poder, e isso para ele é infernal. O mal e a culpa são projetados no outro; o mundo exterior é censurado. Atribui a outras pessoas sua responsabilidade, com a ilusão de processo judicial. Medo de doença incurável.	Dor queimante na vagina.	Sicose.	Câncer.	

Medica-mentos	Mental	Caracteristicos	Miasma de Harry Van der Lee	Miasma Sankaran	Diagnóstico diferencial
Plutonium nitricum		Sonhos de lutas, guerras, com anjos caídos, de sangue na boca; meio animal, meio homem. Experiências tântricas e transpessoais de parto. Ilusão de ser longo e atendido.			
Psorinum	Pedinte em desespero, com ilusão de pecado, de que é pobre, abandonado, prostrado, carente e deprimido.		Psora.		
Plumbum	Muito hostil com o mundo: não só todos são inimigos, como estão conspirando contra ela. Medo da aproximação das pessoas. Deseja companhia, mas tem a ilusão de que as pessoas são bonecas, e não reconhece os parentes.	Sente o útero como falta de espaço para o feto, suplicando por alívio.		Sifilítico.	

Medicamentos	Mental	Característicos	Miasma de Harry Van der Lee	Miasma Sankaran	Diagnóstico diferencial
Platinum	Ansiedade durante a expulsão; desejo de matar entes queridos e medo de ser assassinada. Forte energia sexual. Procura saídas mais distorcidas. Sente-se presa na sensação de ser superior, com repugnância ao lugar aonde esteve e com impulso de retornar a ele. Impulsos de matar o parceiro.	Ansiedade com prurido voluptuoso na vagina, ansiedade por ser morta na menstruação, ilusão de que tudo é estreito, ilusão de ser cortada em dois; medo de que o pior aconteça em hemorragia uterina; medo de ser enforcada, não gosta de olhar sangue. Pensamentos aterrorizantes durante o parto.		Sifilítico.	
Radium bromatum	Medo de estar só.	Deseja luz e companhia. Sonhos com fogo, sangue, suicídio e urina. Clarividência e profecias nos sonhos.			Assim como *Stramonium*: isolamento e escuro no canal de parto, sensação do parto passando À LUZ e criando companhia À VIDA.
Pulsatilla	Medo de ser abandonada, negligenciada ou deserdada, com a sensação de estar só. Sente uma mágoa silenciosa, submissa.	Posição anormal do feto.		Sicótico.	

Medicamentos	Mental	Características	Miasma de Harry Van der Lee	Miasma Sankaran	Diagnóstico diferencial
Stramonium	"Na experiência do parto, ou de morte pede para ser segurado. Ilurenascimento na sua vida, sente-se são de que está ampliado, de superior, com torrente de energia e que tudo está mudado, novo, sensação de aproximação com Deus" estranho. Vê faces, toques e — Harry Van der Zee (2010).	Ilusões de que a casa está em chamas (vagina ardente); ninho inflamado da fênix. Medo de túnel: ilusão de que será sufocada, de que está morrendo, de que está na tumba, de que está viva de um lado e morto do outro. Ilusão de que está caindo, agarra, vozes. Ilusão de que é puro, nu e cego. No bebê, se não recebeu amamentação: ilusão de lugar inóspito, hostil, de que está sempre só, de que foi abandonado, injuriado, devorado ou isolado. USADO PARA PARTOS TRAUMÁTICOS — FORCEPS, ESTRANGULAMENTO DE CORDÃO.	Agudo.	Agudo.	

Medicamentos	Mental	Característicos	Miasma de Harry Van der Lee	Miasma Sankaran	Diagnóstico diferencial
Sulphur	Tola, orgulhosa, em privação. Ilusão de fracasso, desgraça, de que não pode ter sucesso. Sujeira *versus* desgosto. Sente-se magoada, pois é rainha, mas não é reconhecida.		Psora: ajuste da saída do paraíso.	Rei dos antipsóricos.	
Staphysagria	Aversão ao sexo oposto, ilusão de abuso e de que foi insultada, cativando ódio pelo ofensor, pena de si mesma. Taciturna após abuso sexual, com transtornos por HONRA FERIDA. Sente- se como em uma situação emocional sem saída.			Sicótico -> sifilítico -> câncer.	
Sabina	Remédio quando ameaça de aborto e criança não está enraizada ao útero, à Terra. Ansiedade após o aborto ou em metrorragia, histeria sob ameaça de aborto e medo de abortar. Lascívia. Aversão total à música.		Sicose.		

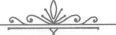

Medicamentos	Mental	Característicos	Miasma de Harry Van der Lee	Miasma Sankaran	Diagnóstico diferencial
Syphillinum	Ilusão de que está sujo, sempre lavando as mãos. Suspeitoso, supersticioso, com TRANSTORNOS COMPULSIVOS. Desespero por sua convalescência. Sensação de haver falhado no salvar a própria vida, logo antes do verdadeiro momento do nascer. Sensação de pressão na cabeça antes de nascer.				
Silicea	Princesa etérea descontente com tudo: egotismo, boa autoestima, sentido de dever e inaptidão por trabalhos domésticos. Mimada no paraíso, tornando-se frágil e insegura para as coisas mundanas.			Sicótico.	*Calcarea phosphorica*: descontente com o paraíso. Porém, *Silicea* refina o passado de realeza com medo das consequências.

Medicamentos	Mental	Característicos	Miasma de Harry Van der Lee	Miasma Sankaran	Diagnóstico diferencial
Trillium pendulum	Sensação do quadril e costas se quebrarem. Genital feminino: enfaixar melhora, há desmaios de pós-parto e o sangue não coagula no pós-parto. Atonia uterina. Lóquios com muito sangue, prolongados, retardados e copiosos, com relaxamento do genital.	Remédio para hemorragias, especialmente na dequitação e após abortos, quando há desmaios. PLACENTA RETIDA.			Medicamentos para transtornos pélvicos: *Calcarea phosp* com dolorimento da sinfise púbica; *Murex* apresenta dificuldade para andar e fraqueza nas juntas na gestação; *Sabina*: dor do sacro ao púbis e de baixo para cima, dor como se fosse separar os ossos; *Aesculus hippocastanum*: latejamento constante atrás da sinfise púbica; *Bellis perenis*: inabilidade para andar durante a gestação.

Medicamentos	Mental	Caracteristicos	Miasma de Harry Van der Lee	Miasma Sankaran	Diagnóstico diferencial
Tuberculinum	Inquieto e impulsivo por mudanças, tem veia romântica e nostálgica. Ânsia por lugar melhor. Deseja perambular e é sentimental, com esperança forte. É desafiador, tem desejo de escapar e é desobediente, com propensão a destruir e desejo de atividade. Medo que antecede o exame médico.		Transição psora-sicose.	Tuberculínico.	
Thuya	Sofre de mal interior, aversão à mãe, desprezo por si mesma, ilusão de que a mente e o corpo estão separados, de que o corpo é feito de vidro. Ilusão de que é feia, enganosa e fraudulenta, de que o outro não pode ver a sua fraude.	Sente-se tão má que precisa estar no inferno, sensação do útero como câmara de tortura, de que tem um animal na barriga. Não tolera ser olhada nos olhos. Ilusão de que o paraíso é separado do inferno.	Sicose.	Sicótico.	

Medicamentos	Mental	Característicos	Miasma de Harry Van der Lee	Miasma Sankaran	Diagnóstico diferencial
Tarentula	Violência, sexualidade e êxtase. Delírio feroz e alucinado. Impulso súbito de matar, insanidade erótica, animação.	Agonia antes da morte, destrutividade, dissimulação e astúcia. Esconde-se com medo de ser tocada, simula doenças, dança freneticamente, desejando ocupar-se. Experiência de morte e renascimento: sensibilidade às cores e desejo de desnudar-se.	Sífilis.	Tuberculínico.	
Thallium	Poder paralisado, disposição suicida.	Grita de dor.			
Veratrum album	A Messias: ilusão de que finge estar parindo e de que o mundo está em chamas. É orgulhosa durante a gravidez. Tem ilusão de que está sob poderosa influência, de que está em comunicação com Deus. Há elementos de destruição e recriação do mundo, salvação e redenção, identificação com Cristo, conexão com o divino, como se o projeto de Nascer ou outros projetos na Vida reavivassem essa oportunidade de consciência. Ilusão de que está cega, surda e muda. Desavergonhada no parto, obcecada com a ideia de casamento, rabugenta e com mania após o parto.	Tenta escapar de casa — mesmo símbolo de deixar o útero. Destrói suas roupas.		Agudo.	

Tabela 3 – Medicamentos sobre PUERPÉRIO

Puerpério	Medicamentos	Sintomas
	Belladona	Pode haver FALSAS DORES DE PARTO ou dores de parto que vão cessando e chegam a ser débeis, ineficazes, espasmódicas e excessivas. Contração espasmódica com rigidez de colo uterino durante o trabalho de parto. Metrorragias repentinas durante e depois do trabalho de parto com sangue vermelho-vivo e coágulo. A parturiente pode sentir calor, sua pele fica quente, com face avermelhada, e pode ter midríase e pulsações pelo corpo.
	Caulophyllum	Usado quando as dores de parto aparecem de forma repentina, quando cessam por esgotamento e por dor e quando há parto arrastado com exaustão. O colo do útero se encontra contraído e rígido, e não se dilata durante o parto, causando atonia de colo uterino. As dores de parto são espasmódicas, paroxísticas, débeis e ineficazes, dor que se irradia para a virilha. Falsas dores de parto e erráticas. Metrorragia durante e depois do parto, preventivo POR EXCELÊNCIA DE PREMATURIDADE. PLACENTA RETIDA com exaustão e dores débeis, dores que atravessam de um lado a outro no epigástrio. Hemorragia passiva por útero relaxado.
Retenção de placenta	Ipecacuanha	Sente as dores de parto em uma porção umbilical que corta da DIREITA PARA A ESQUERDA. É frequente a metrorragia durante e após o parto. As náuseas são intensas, recorrentes e não melhoram com o vômito. Língua limpa e ausência de sede.
	Pulsatilla	Falsas dores de parto, espasmódicas, irregulares, ineficazes e débeis, chegando a cessarem ou serem direcionadas para região superior, sem contrações iguais. Contrações com sensação de ampulheta. Lóquios escassos. Esses sintomas se acompanham de características mentais próprias: choro fácil, desejos de consolo, de companhia e de afeto, ausência de sede e variabilidade de sintomas.
	Secale cornutum	As dores de parto são espasmódicas, muito prolongadas, excessivas e irregulares, enfraquecendo até cessarem. Inércia uterina. Pode haver contratura ou rigidez de colo uterino: SENSAÇÃO DE AMPULHETA. Esfriamento do corpo, não suporta estar tampada e busca o frio constantemente.

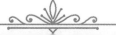

Puerpério	Medicamentos	Sintomas
Retenção aguda de urina	Arnica	Retenção aguda de urina depois do parto e, depois dos esforços, é dolorosa. Sensação de plenitude de gotejamento de urina, involuntário. Usada em pós-operatório.
	Arsenicum	Retenção aguda e dolorosa de urina em recém-nascido e depois do parto. Desejo ineficaz de urinar durante a transpiração. Paralisia de bexiga por reter a urina depois do parto. Às vezes tem gotejamento de urina. Grande ansiedade e inquietude, medo de morrer e desejo de companhia. Sensação de plenitude na bexiga sem desejo de urinar.
	Causticum	Retenção aguda de água, especialmente por paralisia de bexiga, devido geralmente a uma retenção forçada e voluntária de urina, por contenção demasiada com hipertensão de bexiga. Retenção de urina por sentir frio: ocorre depois do parto, com desejo de urina, porém com dor e sensação de plenitude. A vagina está inativa e paralisada e há desejo de urinar, porém não consegue esperar muito, ou tem um gotejamento involuntário de urina durante a retenção.
	Nux vomica	Retenção dolorosa de urina, sobretudo depois do parto ou depois de uma hiperdistensão. Sensação de plenitude e desejo de urinar ou desejos ineficazes com gotejamento involuntário. Todo o quadro aparece pela manhã ou por frio e acompanha agressividade e irritabilidade.
	Opium	Retenção aguda e dolorosa de urina, especialmente depois de um susto ou depois do parto. Há sensação de plenitude e desejo de urinar, com desejos ineficazes e gotejamento de urina. Às vezes, pode fazer grandes esforços para poder urinar, por um espasmo de esfíncter da bexiga e sobretudo de manhã.
	Pulsatilla	Retenção aguda de urina, dolorosa depois do parto, com gotejamento involuntário. Tem a sensação de gotejamento de urina, acompanhada de choro fácil e melhora por consolo.
	Staphysagria	Retenção de urina depois do parto, com gotejamento involuntário e sensação de plenitude na bexiga. Tem que estar sentada por muito tempo para sair apenas algumas gotas. Dor uretral quando urina.

Puerpério	Medicamentos	Sintomas
Dor por episiotomia, fórceps	*Arnica*	
	Chamomilla	Rasgo profundo por conta de fórceps.
Repertorize as modalizações individuais!	*Hypericum*	Episiotomia.
Feridas	*Apis*	Feridas cortantes por faca, bisturi, lâminas de dissecção, penetrantes, dolorosas ou afiadas. Há punções ardentes na ferida, ao redor, com edema pálido, rosado e semitransparente.
	Arnica	Feridas que sangram facilmente, geralmente com hematomas ou extravasamentos sanguíneos importantes, com dor de hematoma e produzidas por objetos obtusos ou cortantes ou por mordidas ou facas.
	Calendula	Feridas traumáticas desgarradas, laceradas ou cortantes, com tendência a supuração, que causam dor excessiva, geralmente desproporcional à importância da ferida, com ou sem perda de substância. Segura a cura por primeira intenção, eliminando dor e supuração, acelerando a cicatrização e evitando a gangrena ou cicatrizes deformadas. Nas feridas com perda de substância, promove uma granulação normal. Nas feridas operatórias, em pós-parto, evita a supuração ou gangrena. Antisséptico homeopático pode ser usado interna ou externamente, lavando com loções ou soluções em forma de tintura, colocando em um vaso com água levemente morna e mantendo a região umedecida.
	Equinacea	Feridas rasgadas: pode-se usar tinturas de 25 gotas em um vaso com água morna, especialmente quando tem a supurar septicemias por estados dinâmicos. Usar localmente ou uso oral.

Puerpério	Medicamentos	Sintomas
	Hypericum	Feridas afiadas, cortantes, laceradas, rasgadas, penetrantes, sobretudo quando estão localizadas em zonas muito ricas em ramos de nervos sensitivos, especialmente em dedos dos pés ou mãos, quando estão esmagados e lacerados. Na palma das mãos e planta dos pés, para feridas penetrantes, ou na base das unhas. Dores agudas e intoleráveis. Feridas em unhas.
	Lachesis	Feridas cortantes ou por dissecção, que sangram facilmente e demoram muito para se curar, com a pele ao redor púrpura ou azulada, muito sensível ao menor contato.
Feridas	*Ledum*	Feridas por objetos pontiagudos e penetrantes, sobretudo palma das mãos e planta dos pés e quando o extremo dos dedos forem esmagados e lacerados. Feridas frias ao tato.
	Phosphorus	Feridas pequenas que sangram profusamente e demoram muito para curar, grande temor de morte e desejo de companhia.
	Staphysagria	Feridas por instrumentos muito afiados e cortantes, muito indicada em pós-parto, acelerando a cicatrização de feridas cirúrgicas com dores intensas e afiadas que se tardam a curar.
	Arnica	**PRÉ E PÓS-OPERATÓRIO**: TRAUMATISMOS DE TODO TIPO, ESPECIALMENTE EM PARTES MOLES E COM EXTRAVASAMENTO SANGUÍNEO. Usar quando sintomas de dor e extravasamento estão presentes com sensação de ter sido golpeado — contusões e hematomas —, sensação da cama dura. Acelera reabsorção de sangue, prevenindo a supuração e condições sépticas.
Cesárea	*Hypericum*	**PRÉ E PÓS-OPERATÓRIO**: Muito útil quando há intervenções em zonas inervadas, ricas em ramos nervosos e órgãos em SNC. Dores agudas e intoleráveis.
	Apis	**PRÉ-OPERATÓRIO**: Sua maior utilidade é em punções com sensação de ardor (agulhas) e em edema rosado e semitransparente. Pode ser usado antes da punção.

Puerpério	Medicamentos	Sintomas
Cesárea	Calendula	Feridas cirúrgicas – evita supuração e gangrena –, politraumatizado, feridas rasgadas e laceradas com dor excessiva ou fraturas expostas. Uso em vias internas e externas.
	Chamomilla	Pós-operatório quando a ferida tarda a se curar, hipersensibilidade à dor, sensação frenética, violenta com inquietude e gritos, podendo sair da cama à noite com impulso de desespero. As dores se agravam pelo calor e na primeira metade da noite, com dormência no local da dor.
	Ruta	Pós-operatório com intervenções ósseas ou perióstio.
	Ledum	Pós-operatório com punções e intervenções com sensação de frio, palidez e adormecimento. Extravasamento sanguíneo. Hemorragia na câmara interior do olho.
	Staphysagria	Feridas cortantes: acelera a cura e a reabsorção de sangue.
	Arnica	Principal medicamento para traumatismos, politraumatismos – principalmente partes moles – extravasamentos sanguíneos cor vermelho azulada (pele intacta, qualquer coisa sente como dura). Acelera reabsorção de hematoma, acalma dores e evita infecções.
	Bellis Perenis	Traumatismos de tecidos profundos de consequências imediatas, congestão venosa e equimose muito sensível ao tato. Nas grávidas: transtornos por excesso de movimento do feto. Traumatismos de nervos e intolerância ao banho frio.
Traumatismo de Coccix	Hepar Sulphur	Traumatismos com extravasamento sanguíneo e tendência a supuração de hematomas. Hipersensibilidade à dor ao leve contato. Extrema irritabilidade.
	Hypericum	Traumatismos de nervos, principalmente em áreas muito inervadas, como nos dedos, palmas das mãos e planta dos pés. Coluna vertebral sensível ao toque. Dores agudas e intoleráveis.

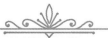

Puerpério	Medicamentos	Sintomas
Traumatismo de Coccix	*Ruta*	Traumatismos por extravasamentos (ossos e periósteo), por golpes em músculos e tendões com esforços. A zona afetada dói mais quando apoiada na cama, obrigando o indivíduo a buscar outras posições.
	Sulphuric Acidum	Traumatismos especialmente em ossos, partes moles e glândulas, acompanhados de extravasamento sanguíneo, grande debilidade e agitação interna. Dores de intensidade crescente que cessam ao golpe.
	Symphythum	Traumatismo em ossos, olhos. Evento traumático.

Fonte: adaptado de Draiman (1991)